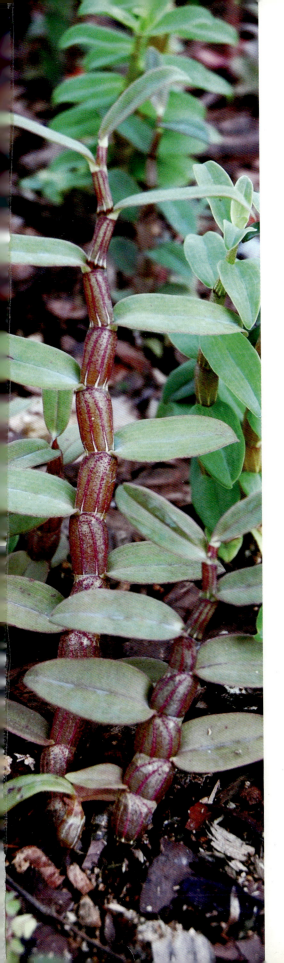

中国药用石斛标准研究与应用

Zhongguo Yaoyong Shihu Biaozhun Yanjiu Yu Yingyong

（修订版）

中华石斛丛书编辑部 编著

主 编 杨明志 顺庆生

副主编 卢绍基 白燕冰 权 恒

四川出版集团

四川科学技术出版社

·成都·

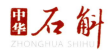

图书在版编目(CIP)数据

中国药用石斛标准研究与应用/杨明志,顺庆生主编. –成都:
四川科学技术出版社,2012.12(2013.8修订)
ISBN 978 – 7 – 5364 – 7534 – 2

Ⅰ.①中⋯　Ⅱ.①杨⋯　②顺⋯　Ⅲ.①石斛 – 标准 – 研究
– 中国　Ⅳ.①R282.71
中国版本图书馆 CIP 数据核字(2012)第 295716 号

中华石斛丛书

中国药用石斛标准研究与应用(修订版)

出 品 人	钱丹凝
主　　编	杨明志　顺庆生
编　　著	中华石斛丛书编辑部
责任编辑	李迎军
封面设计	殷　霖
版面设计	殷　霖
责任校对	王小敏
责任出版	邓一羽
出版发行	四川出版集团·四川科学技术出版社
	成都市三洞桥路 12 号　邮政编码 610031
成品尺寸	210mm×255mm
	印张 7.25　字数 160 千
印　　刷	昆明美盈彩印包装有限公司
版　　次	2012 年 12 月第一版
	2013 年 8 月修订
印　　次	2013 年 8 月第二次印刷
定　　价	85.00 元

ISBN 978 – 7 – 5364 – 7534 – 2

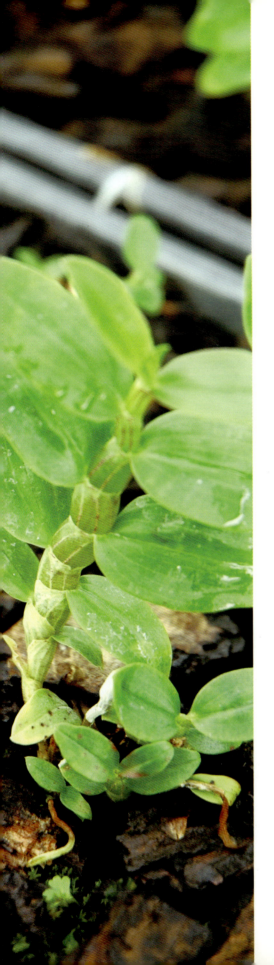

序

　　石斛作为药用最早见载于2 000年前的《神农本草经》，列为上品，谓其"味甘，平，无毒。主伤中，除痹，下气，补五脏虚劳，羸瘦，强阴，久服厚肠胃。轻身，延年……"历代本草和《中华人民共和国药典》均有收载。石斛是滋阴要药，具有滋阴清热、生津益胃、润肺止咳、润喉明目、延年益寿之功效。石斛是中药中的名贵品种。从本草的有关论述和现代的大量研究，都证明其功效的确切，深受大众信赖。

　　石斛是兰科（Orchidaceae）石斛属（*Dendrobium*）植物，全球约1 400种，分布于亚洲至大洋洲热带，我国约74种2变种，分布于秦岭以南各省区，尤以西南地区和台湾最多。由于石斛这类植物属于附生植物，自然繁殖率低，生长缓慢，又由于长期以来的大量采挖，只采不种，自然资源面临枯竭的危险。因此，石斛属所有种均列入《濒危野生动植物国际贸易公约》（CITES）附录Ⅰ或Ⅱ。当前由于石斛资源紧缺，石斛属中约有40余种混作药用石斛，而作为加工枫斗的约有40种，同时还混入石斛属以外的一些兰科植物。所以，石斛类药材以及枫斗是目前我国中药中最为复杂、市场极为混乱的一类，也是国际公约和贸易最为关注的一类。

　　近20年来，石斛的研究引起了有关部门、专家学者的关注和重视，在对石斛类药材广泛调查的基础上，初步理清了石斛类药材的现状，特别是对铁皮石斛有所关注。在资源、鉴别、组织培养、人工栽培、化学成分、药理作用及产品开发方面做了大量研究工作，为铁皮石斛的产业化提供了科学依据。实现了从野生采集过渡到科学的人工栽培的转变，随着大面积人工栽培的成功，产品的开发成功，使这一传统名贵中药焕发出青春。

2007年笔者应邀出席云南省德宏傣族景颇族自治州（德宏州）人民政府召开的"首届中国石斛产业发展论坛"，认识了主持会议的杨明志，其干练的工作作风和较强的组织能力，为人谦和的处事态度给我印象深刻。他对石斛有深入的研究，同时也有一种理想：一定要把我国复杂的石斛资源引入正规途径。因此，他发起成立了"石斛联盟"。至今五年过去了，石斛论坛已经召开了六届。石斛联盟团结了广大医药方面的专家学者、药农、种植户、企业家，对全国石斛的全貌作了进一步调查和研究，对我国中药中最为复杂的石斛类药材基本理清。这是中药研究和开发中的一大亮点。石斛联盟发动和组织广大企业家为农民提供优良的石斛种苗，并将这一项目纳入了农村扶贫的伟大工程。在石斛联盟的精心策划下，组织了各方面专家学者、企业家、药农对石斛这一领域作了全面规划，对石斛的组织培养的规范化、石斛大面积栽培的规范化，订出了周详的条例；特别是对目前极为混乱的枫斗市场，通过他们大量的调查研究、收集药材标本，基本上弄清枫斗的原植物来源，同时根据市场的需要制定了枫斗的8种规格和24个等级标准。可以说，现今中药市场中的石斛类药材将在他们的引领下逐步走上规范化的道路，石斛联盟为中国的传统而古老的中药事业作出了贡献。

石斛联盟和石斛论坛是解决我国石斛科研成果市场化，科研成果推广的一种有效模式，完全符合国家近几年提倡的"产学研结合模式"。这就是石斛联盟之所以能号召石斛行业专家、企业家、研究机构、种植户集中大众的智慧参与的魅力所在。

去年，杨明志主编的《石斛养生》一书，详细、专业的向业界和消费者讲述了石斛有什么功效、怎么吃，讲述了石斛的历史应用。该书为石斛行业市场推广方面打下了基础。2012年，在石斛联盟的组织下，在石斛界的专家、企业家、种植户的共同参与下，我们共同组织编撰了《中国药用石斛标准研究与应用》一书，想为石斛界亮起了一盏灯，竖起了标杆，让行业发展有个参照。本书是"为行业锻造一把标尺"，有了这把标尺，石斛界就可以向标准靠拢，逐步实现石斛标准统一、质量可靠、市场诚信的良性发展态势，是值得我们共同努力的大事。

本书出版后，因其专业性和实用性强，对种植和科研都有一定指导和参照意义，受到石斛界的广泛认可，仅半年时间就全部售完。应出版社和石斛行业人士的要求，对本书进行修订和再版。并根据作者研究的深入，对本书内容进行修改和完善。尤其是增加了铁皮石斛指纹图谱研究预告性说明，增加了《从铁皮石斛花精细解剖发现与历史记载的差异》等内容。本书还对部分图片进行了更换，对个别拉丁文名称和名词进行了规范。可以说，修订版内容更加丰富，更加准确严谨。

顺履生 教授

2013 年 8 月于上海

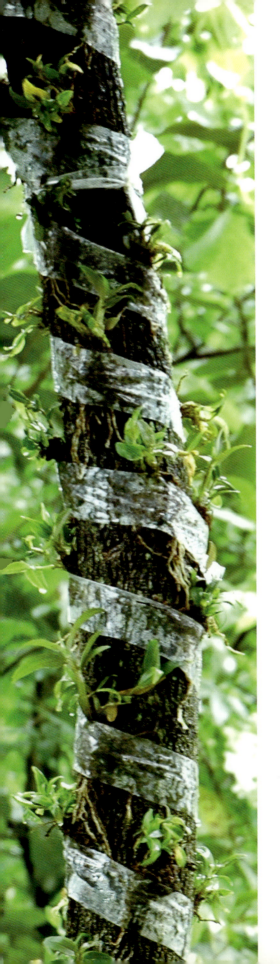

目录

中华石斛SHIHU

CONTENTS

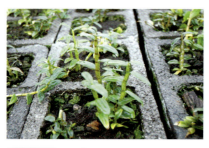
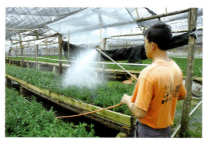

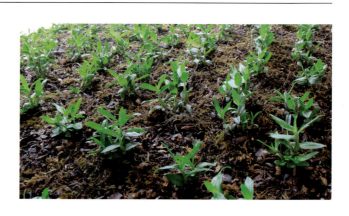

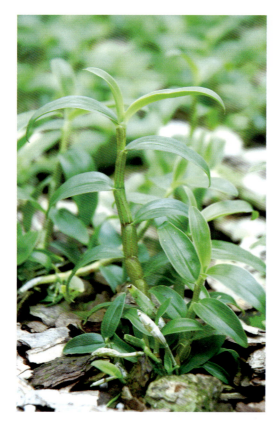

为行业锻造一把标尺

■ 杨明志

　　从2007年至今，5年多时间里，石斛产业发展迅猛，范围涉及全国十余省市。各地因品种不同、气候差异、种植模式不同、管理水平不同、采收季节不同等多种原因，石斛鲜茎外观形态、品质也有所不同。2010年在温州雁荡山召开的第四届石斛论坛上我提出"石斛行业需要一个参照物，需要标准"这个观点，得到部分与会者响应。2011年第五届论坛上再次提出这一提议，应者如云，形成行业共识，说明业界同仁已意识到标准的重要性。

　　过去，石斛消费市场品种混淆、市场混乱，以次充好等现象比较普遍。消费者最担心花钱买不到货真价实的产品，在消费时非常纠结。现在，虽然铁皮石斛、紫皮石斛种植面积、总产量有了大幅增加。从品质上讲，各家都说自己是最好的，但是，各家质量到底如何，因为没有标准，谁也不敢妄下结论。目前比较混乱的是育苗环节，因为种苗属于卖方市场，多数种植户对于种苗优劣、品质好坏无法识别，购买种苗也就无法选择。去年以来，出现了许多专门做种苗的企业，有些企业只是以短期"捞一把"的投机心态，为满足种植户的需求，培育出许多所谓的新品种，而对这种苗是什么石斛苗，2年或3年采收后卖给谁却不管，反正育苗企业的钱已赚到手了，而种植户却无法保证自己的利益。

　　2011年底，中国中药协会石斛专业委员会成立了石斛行业标准起草领导小组，共7个课题组，专门从事石斛行业标准的研

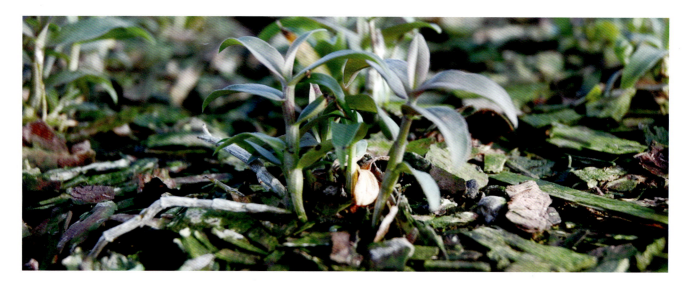

究。2012年，在业界同仁共同努力下，先后在云南昆明、浙江天台、浙江杭州召开了四次研讨会。与会专家、业界精英就大家关心的石斛产业各环节涉及的数据和要点进行了反复的讨论，最后达成了既能保证石斛品质，又能确保大多数业界利益，还高于国家基本标准的要求，实现皆大欢喜。如过去普遍认为，铁皮石斛长度应在30 cm以内，而如今有些铁皮石斛长度超过100 cm，有手指粗。之所以长得这么好，不外乎两个原因：品种改良和人工催长。本书在石斛鲜条茎秆的长度标准上，经反复征求许多业界意见，将其限定在35 cm以内，就是为了保留铁皮石斛原有特性，杜绝杂交和人为的催长手段。

起草石斛标准制订方案计划同时将铁皮石斛、齿瓣石斛、金钗石斛、霍山石斛等一起研究。因各方面原因，最后的定稿中，种苗只做了铁皮石斛、齿瓣石斛的标准。市面上枫斗以次充好最为严重，因此，枫斗做了铁皮斗、霍山斗、齿瓣斗、铜皮斗、刚节斗、虫草斗、水草斗及铁皮石斛鲜条八个市场最常见的枫斗标准，便于市场操控和参照，逐步实现规范化。

如果说，当初发起召开首届中国石斛产业发展论坛是为行业打开了一扇窗，如沥沥细雨滋润让石斛产业茁壮成长，让大众认识、了解，并接受了石斛。六届论坛后的今天，研究制定石斛行业标准就是锻造一把标尺，用这把标尺一一衡量业界的心、衡量我们所从事的工作、衡量石斛产品的质量，逐步摒弃标尺以外的糟粕。给消费者、给市场提供优质、安全、有效的石斛产品，用这把标尺树立行业旗帜，为每个业界同行吃下一颗定心丸。

前五年努力为行业打基础、为行业鼓气。《中国药用石斛标准研究与应用》一书的出版，为前面的工作打上了一个句号，作为石斛产业发展阶段性的一个标志。未来的工作应以宣传、推广标准执行为基础，重点围绕市场做文章，不仅要扩大国内市场，而且要积极拓展国际市场，以中国药用石斛的研究与应用引领世界石斛产业的发展。

当前铁皮石斛开发的新动向

——如何确保品种的纯正

■ 杨明志

　　石斛是中药材中的名贵品种，已有2 000多年的悠久历史。但由于石斛类药材复杂，近几十年来，科研人员对石斛的研究非常重视，并对其进行了广泛的调查研究。基本上理清了石斛类药材的现状，特别是对铁皮石斛十分关注，因为它属于濒危植物，在资源、鉴别方面首先对其进行了研究和调查。为了发展和保存这一珍贵品种，在组培育苗、人工栽培方面做了大量工作。目前在我国南方已是风行一时，同时又对其化学成分、药理作用，以及产品开发方面做了深入研究，为铁皮石斛的产业化提供了科学依据，实现了从濒危的野生采集，过渡到大面积栽培的转变；产品开发成功，使这一传统名贵中药焕发出了青春。这个成果来之不易，应予以珍惜。

　　可是，几年来，铁皮石斛人工种植发展迅速，出现了一些让人担忧的现象，铁皮石斛的长度不断创新高，有些已超过了1 m，部分甚至达到1.5 m。人们追求高产量、高效益本无可厚非，可违背了基本原理就会出大问题。在我国出版的《中华人民共和国药典》及植物权威著作《中国植物志》以及许多植物学书籍上都记载铁皮石斛长度应在30 cm或35 cm以内，植物学界、中药界一直以此为标准，而今的石斛长度猛涨，甚至一些茎秆的直径也超过了手指粗，这还是原来的铁皮石斛吗？许多业界同仁提出了质疑和担忧。

近两年，石斛行业出现了一些新的"品种"，如"某某铁皮石斛"。这里所说的新品种有两层意思，一种是过去没有被发现、没有被命名的野生品种；第二种就是通过杂交技术繁育的新品种。石斛作为保健和治病的中药材，它的最大特性就是化学成分和药效，这是2 000多年来被人们推崇的原因。这与粮食、蔬菜类植物仅是为了满足人们吃饱、补充营养有本质的不同。所以，保证其品种纯正，保证其原有的品质和保健治病功效是发展药材种植的基本要求。

《中华人民共和国种子法》（《种子法》）第2条规定：种子，是指农作物和林木的种植材料或者繁殖材料，包括籽粒、果实、根、茎、苗、芽、叶等。而农业部颁布的《主要农作物范围规定》第1条对农作物的范畴进行了规定：农作物包括粮食、棉花、油料、麻类、糖料、蔬菜、果树（核桃、板栗等干果除外）、茶树、花卉（野生珍贵花卉除外）、桑树、烟草、中药材、草类、绿肥和食用菌等作物以及橡胶等热带作物。故中药材种子更是属于种子法适用的范畴。《种子法》第15条规定：主要农作物品种和主要林木品种在推广前，应通过国家级或者省级审定。由省、自治区、直辖市人民政府农业、林业行政主管部门确定的主要农作物品种和主要林木品种实行省级审定。且《种子法》第17条规定：应当审定的农作物品种未经审定通过的，不得发布广告，不得经营、推广。我国早就宣布将建立种子库，欲保存纯正"种"的种子，铁皮石斛及其他名贵石斛品种，均应进入种子库。

铁皮石斛作为一种名贵中药材，人们看重的是其2 000多年来经前人不断总结的良好的防病治病功效。作为科研机构或者石斛企业，从事石斛优质种子资源选育是好事，但前提是需保证其原有纯正品质。现今业界出现一些杂交石斛品种流行趋势，这需要引起关注。首先，石斛杂交是国家允许的品种选育的方法。但是，我们认为，作为中药材，一定要坚持种内杂交原则，如不同产地的铁皮石斛之间进行杂交，防止退化，可以起到复壮的作用，杜绝种间杂交。兰科植物石斛属全世界有1 400余个品种，我国有74种2变种，有些长度可以达到2 m，有些茎秆直径有2 cm粗。每一个石斛品种所含的成分也不同，其功效也不一样，如果在这样大的范围实行种间杂交，可能会出现两个结果：一是石斛长得又高又粗，产量明显增加，甚至抗病、抗旱、抗寒性都会增加；二是改变了其原有的特性，使有效成分、含量发生变化。如果将铁皮石斛与其他石斛品种杂交，那么我们吃的到底是什么石斛，它的功效应该怎么描述，怎么给消费者解释，以什么为依据，这样的产业能维持多久，值得思考。目前不能热衷于搞什么"杂交"，而是如何保护和维系好铁皮石斛的原种品系。千万不能做急功近利的事。

笔者认为，石斛品种不是不能进行种间杂交，关键是通过杂交技术培育的新品种，已改变了原有石斛的理化指标，其应用范围和功效也会发生改变。如铁皮石斛与其他石斛品种杂交，就不再具有铁皮石斛的基本特性，应该取一个新的名字，如"A石斛"，而不是"A铁皮石斛"。这样的新品种还要经过国家或省级种子部门鉴定，要经过科学研究，检测其含量，证明其功效，方能推广，给种植户和消费者一个负责任的交代，否则其后果不堪设想。

种源保护与采集繁育分析

■ 杨明志

　　石斛每粒果子内有上百万粒种子，因发育不完全，缺少胚乳，自身无法繁殖，形成野生石斛资源匮乏的局面。加上人工过度采集，导致野生石斛濒临灭绝。当前，石斛人工种植发展迅速，主要原因就是突破了石斛的生物组培技术，解决了育苗的技术难题，种苗大量供应市场，满足了种植户的需求，为石斛产业化发展提供了种源保障。

　　石斛的种苗繁育主要来自三个方面：野生石斛驯化种植、扦插育苗、组培育苗。组培育苗是指利用石斛植株的茎秆或者芽上的组织进行细胞扩繁，这种技术速度慢、技术难度相对较高，目前仍然不是石斛育苗的主要技术。采用石斛果子利用组培技术繁育，这是当前应用最为广泛的育苗技术，因技术难度相对较小、周期短等因素，被育苗企业普遍采用。

　　野生石斛资源濒临灭绝，尤其是铁皮石斛这类被人们推崇的优质品种，野生种源更是稀缺。那么，这些育苗企业的种源来自哪里呢？笔者近几年走访了全国大部分的石斛组培室，对于各家种源情况比较了解，大致分为四个方面：野生采集、购买、建立种源圃、大田采集。笔者2012年一直跟踪广西某山区一农户，他从山区获得少量野生铁皮石斛，并将其在原地集中种植在野外活树干上进行保护管理。今年获得几百个果子，笔者也从该处购买了部分进行繁育，这是第一种来源；第二种是育苗较早的企业，过去收集到部分野生铁皮石斛品种，在组培室周边建立种子苗圃进行保护，从而获得果子作为种源；第三种是一些育苗企业从大棚种植的石斛中，预留部分长势好的植株，进行人工授粉获得的种源；第四种是育苗企业有意识的采用铁皮石斛与齿瓣石斛、兜唇或水草类的其他石斛等进行人工授粉，获得杂交蒴果，我们称其为杂交石斛种源。

上述四种石斛种源获得方式中，野外野生种源越来越少；室内保护性繁育因空间相对封闭，减少了风和昆虫进行异花授粉的可能，比较实用和可靠；种植大棚预留的种源因风和昆虫的作用，种子容易产生变异，而杂交种源是行业反对采用的方法。

自然界，植物的授粉主要是依靠风和昆虫来完成。作为名贵中药材，要始终保持其原生种，保持其原有的植物特性，这就需要在授粉方面加强管理，尽可能减少被异花授粉的可能。《中国药用石斛标准》中，关于种子的获得是这样规定的，"原植物应符合《中国植物志》收载的兰科植物铁皮石斛（*Dendrobium officinale* Kimura.et Migo.）的植物特征，经过鉴定确认。"标准中还规定，留种地方圆1 000 m内无其他种类石斛，授粉后要立即摘除母本唇瓣，及时挂牌标志。从这些描述中可以看出，留做种源的铁皮石斛一定要符合野生铁皮石斛的基本特性。同时，栽培大棚内留种的方法是不可取的，容易造成变异。由于野生种源少，尤其是新增组培育苗企业没有种源储备，往往是通过多渠道获得，这样的种源难以得到保证。

石斛产业要保持平稳健康可持续发展，就得从源头上把好第一关，从种源上下工夫，逐步实现种源的可追溯、植物形态可对比。只有始终坚持这样的原则，铁皮石斛这一优质品种才会得以长远发展。否则，用不了多少年，真正的铁皮石斛将会从我们的手中消失，野生铁皮石斛形态特征将来仅仅是一种话题，留下的只有遗憾。

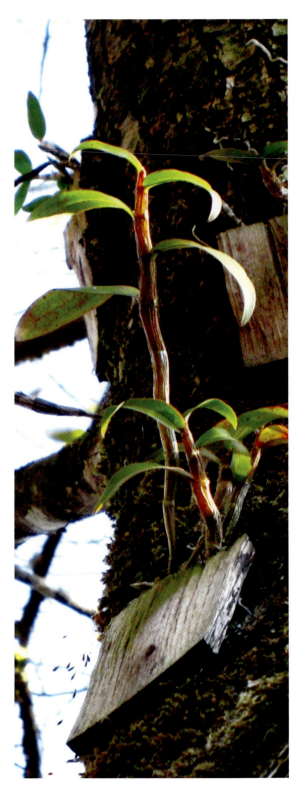

铁皮石斛未来发展趋势分析

■ 魏　刚　杨明志　顺庆生

2012年在第六届中国石斛产业发展论坛上，《中国药用石斛标准》被中国中药协会石斛专委会在行业内发布试行。经过近一年时间的试行和宣传，促进了石斛产业向着规范化迈进。无论是种植户还是采购商对品种品质认识都有了较大提高，品种优劣之间的效益差距被拉大，促使整个行业认真考虑种源和品质问题。

石斛作为中药材中最为复杂的一个品种，仅铁皮石斛因产地不同，特色鲜明。过去过度采集，加上保护意识不够，导致野生铁皮石斛资源的枯竭。面对大量人工种植对种源的需求，育苗企业不得不将组培代数不断延伸，导致种源变异不可避免。部分企业为迎合种植户对高产需求，盲目进行种源杂交，导致品种混乱。一个延续了2000多年的名贵药材，如此发展下去，将面临原种灭绝的危险。如何做好种源保护，是保持这一产业可持续发展的核心。当前，由于铁皮石斛品种混乱，大量的种植户都讲不清所栽培的品种属性，讲不清品种种源。

为摸清铁皮石斛种源，并为各主产地种源特色进行身份定位，确保以后能够清晰分辨品种来源和产地。2013年4月起，石斛联盟、石斛专委会牵头，与顺庆生教授、广州中医药大学魏刚教授、杨明志主任等人员，成立"铁皮石斛指纹研究课题组"对其进行攻关。根据野生铁皮石斛分布情况，初步确定了云南、四川、广西、广东、浙江、福建六大种源区，每个种源区采集当地野生铁皮石斛三代内成品作为样品进行研究。通过研究，拟找到六个种源区铁皮石斛HPLC特征指纹图谱的共性特征和区域个性差异，用于评价铁皮石斛及其制剂半成品质量的真实性、优良性和稳定性。根据其"整体性"和"模糊性"特点，用于比对鉴别铁皮石斛真伪和产地依据。国外指纹图谱普遍应用于解决成分复杂、有效成分不明确的植物药质量检测和产品批次间质量差异的问题，对于铁皮石斛更为实用。建立铁皮石斛特征指纹图谱将能较为全面地反映铁皮石斛及其制剂中所含化学成分的种类与数量，结合《中华人民共和国药典》对多糖的检测，进而对铁皮石斛进行整体描述和科学评价。为保护铁皮石斛种源，避免种源混乱，确保铁皮石斛基本特性和产地特性，对铁皮石斛分级，整体提升铁皮石斛质量，具有积极意义。俗话说"基础不牢、地动山摇"，指纹图谱的研究将筑牢产业发展基础，确保发展后劲。该课题预计将在2013年底以前取得阶段性成果，完成产区种源调查和完善HPLC分析方法，2014年各产区积累多批次样品分析后，力争2014年底完成。

2007年开始，笔者先后在云南省德宏州盈江县、芒市，四川省江油市战旗镇等10多个地方试验铁皮石斛树栽技术，都取得成功，并总结出几种种植模式，只是产量与大棚种植还有不小差距，这也正是仿野生石斛的名贵之处。2013年，笔者在四川省江油市战旗镇将10万余丛铁皮石斛种苗种植在野外树干上，计划到2014年完成100万丛以上的仿野生树栽铁皮石斛任务。近几年，在笔者大力宣传倡导下，在

气候适宜的云南、四川、福建、广东、广西、浙江等省的部分地区，仿野生栽培铁皮石斛逐步兴起，种植面积发展到数千亩。

从仿野生种植的特点分析，它具有几个优点。其一，在气候适宜地区，野外种植，一般种植在活树干或山坡石头上；其二，仿野生铁皮石斛完全依靠空气中的湿度和氧分供其生长，基本不需要人工干预；其三，因天然生长，生长缓慢，总体长度和茎干直径都小于大棚种植；第四，仿野生石斛经受了夏季高温，冬季低温，霜冻，雨露，风吹日晒等自然气候洗礼，无农药、化肥、重金属残留，其品质优良符合有机石斛要求；第五，因依赖自然气候，采收前后3～4个月内雨水较少，其鲜品含水量远少于大棚种植的铁皮石斛，其成品率较高。

《中国药用石斛标准（行业试行）》仅对铁皮石斛枫斗根据加工技术产生的外观形态差异进行了分级，没有从原料品质上进行分级。随着产业的深入，仿野生种植的铁皮石斛面积和产量将不断增加。仿野生原生态铁皮石斛因其更符合自然规律，符合有机食品要求，且产量稀少，其经济价值远高于大棚种植的铁皮石斛，从市场的角度自然就对产品进行了分级。作为行业标准乃至今后的国家标准，在现有药典多糖含量检测的基础上，也将根据各产地品种的指纹图谱特性，主要共有峰成分的峰值高低，以接近原生态种植等特点进行科学分级，将市场进行细分。能减少市场混乱，确保产业可持续发展，维护消费者利益。市场促使铁皮石斛尽快进行质量分级，是行业发展的必然趋势。

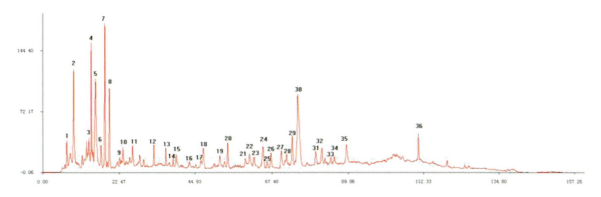

铁皮石斛 HPLC 特征指纹图谱共有模式图

注：样品分析 20 批次以上，产地主要来源广西、云南等地，以上分析方法对浙江、广东、福建、四川样品是否合适，有待进一步完善，以期探讨国内主产区铁皮石斛特征指纹图谱。

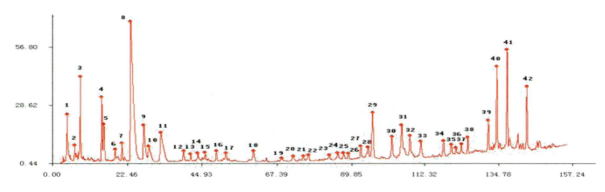

兜唇石斛（水草）HPLC 特征指纹图谱共有模式图

注：比较上下图，铁皮石斛与兜唇石斛在指纹特征峰有明显区别，有利于品种真伪鉴别，拟进一步开展霍斛、铁皮、齿瓣（紫皮）、细茎、金钗、兜唇（水草）等的比较分析。

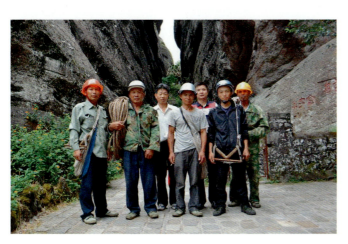

注：2013 年 7 月 20 日，在石斛联盟指导下，在福建连城农业局大力支持下，铁皮石斛指纹图谱研究课题组与江仁辉采铁世家团队开展了一次野外考察。

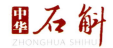

从铁皮石斛花精细解剖发现与历史记载的差异

■ 顺庆生　杨明志

　　铁皮石斛在我国药用历史悠久，而且久负盛名，有关铁皮石斛的学名和它的植物学解剖描述，在20世纪70年代出现在我国出版的《高等植物图鉴》中，它用的拉丁文学名*Dendrobium candidum* Wall. ex Lindl.于1838年由沃尔和林德发表的而且是以黑节草署名。因此从70年代到80年代，甚至到2005年我国众多文献中还采用这个学名。1999年出版的《中国植物志》第19卷中将铁皮石斛学名订正为*Dendrobium officinale* Kimura et Migo，实际上在80年代以前我国有些文献中已经接受了这个新的学名，同时改名为铁皮石斛，这个学名是由木村康一和御江久夫于1936年发表的，因经过多年的调查研究，前一个学名的"铁皮石斛"这个植物产于锡金、喜马拉雅一带，我国不产。但在《中华人民共和国药典》（一部）2005版这个老学名还在沿用，一直到2010版《中华人民共和国药典》才给予修正。这段历史值得我们中药学界和植物学界注意。

　　最近又有学者提出铁皮石斛的学名为*Dendrobium catenatum* Lidl.(1830年)。我们认为各学者有不同的观点是完全正常的，这是学者们经过调查研究基础上的学术争论，当然要经得起历史和现实的考验。

　　长期来对铁皮石斛的应用及人工栽培（组培）作了大量工作，报道甚多，但在基础研究方面有的正在进行，而报道较少，最近我们对铁皮石斛的花进行精细解剖，发现了不少有趣现象，与过去学术刊物和著作中对它的解剖结构有一些不同之处，呈现在读者面前。

原有资料对铁皮石斛花的解剖描述为萼片黄绿色或白色，而经过我们解剖众多花的萼片无一为白色，均为黄绿色，唇瓣也不存在白色，而是淡绿色中间除两块紫斑外，两边为两条紫色条纹；侧萼片基部较宽，合成萼囊的外壁；药帽应为圆杯状体，不是三角形，蕊柱是基部有三个胼胝体，而不是一个黄色胼胝体。这是经过我们多次解剖观察得此结论。

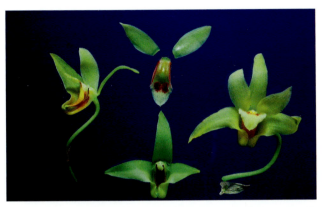

右：一朵花的外形，基部有一长卵形的苞片；下：花离析下示：萼片3和合蕊柱，侧萼片基部较宽阔，合成萼囊的外壁；上：花瓣3，示：唇瓣在下；左：一朵花的纵切示：唇瓣、侧萼片和蕊柱足共同构成萼囊，储藏蜜汁。

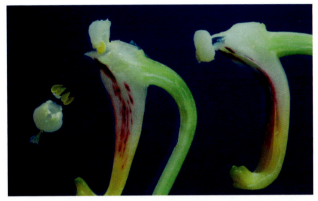

左：药帽腹面观示：腹面靠一条三角状的细柄与合蕊柱相连，有利于昆虫离开时掀起药帽带走花粉块，药2室，各含蜡质的花粉块2；中：合蕊柱纵切面，可见药帽中还剩一个药室；右：蕊柱足的基部有3个胼胝体以分泌蜜汁。

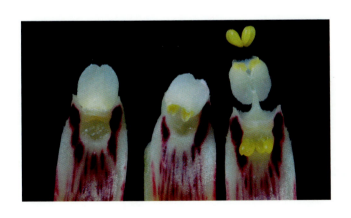

左：合蕊柱上半示：药帽、蕊喙（合蕊柱先端的黏性突起位于药帽的下方）其下的柱头腔内富含黏液；中：在花粉块已被带走的药帽中，可见药囊2室，每室内有黄色的隔膜1～2；右：示昆虫进来时药帽保护（遮盖住）花粉块不被带走，而昆虫从前一朵花中带来的花粉块（却在昆虫进入时）被塞到柱头腔的黏液里（以便花粉管向下受精），当昆虫吸净蜜汁退出时，身上向后的毛茸轻易地沾上蕊喙的黏液、掀翻药帽，继而靠蕊喙的黏液把花粉块带到另一朵花，实现了不同花朵之间的异花传粉。

铁皮石斛有着一般兰科植物的传粉特点：（参见上图）可见蕊喙、药帽及药帽的着生方式是石斛异花传粉之所以能够实现的巧妙的空间位置的布局造成的，植物的智慧可见一斑。

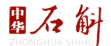
枫斗的起源与历史

■ 顺庆生

枫斗是一种利用兰科石斛属植物中的一些植株形体比较矮小、茎肉质粗壮、质地柔软又富含膏滋（黏液成分为多糖）的石斛茎加工而成，是一种品质优良的天然中药与保健饮品。它易于保存，可供中药配方或直接煎汤饮用。

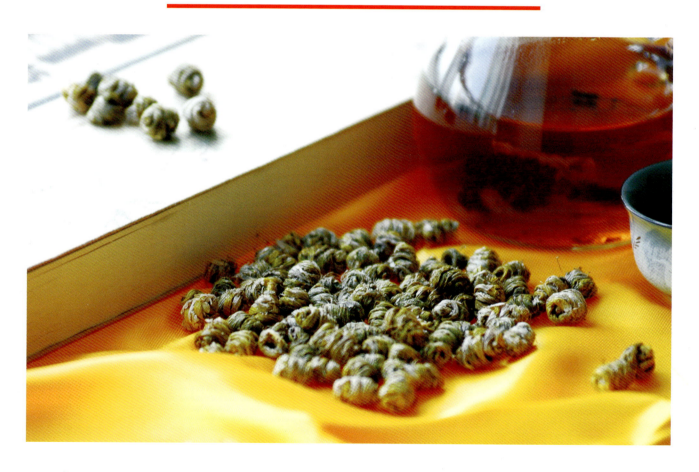

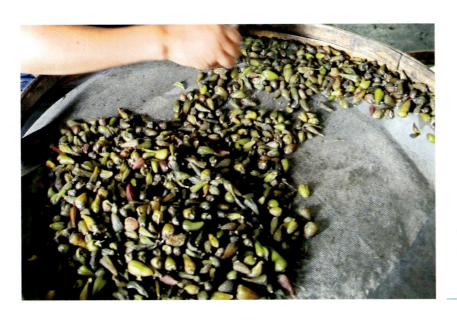

过去野生石斛资源匮乏，人工种植尚未发展起来，该品种为石斛替代品，业界称为"假石斛"。

枫斗的起源

枫斗是一种利用兰科石斛属植物中的一些植株形体比较矮小、茎肉质粗壮、质地柔软又富含膏滋（黏液成分为多糖）的石斛茎加工而成，是一种品质优良的天然中药与保健饮品。由于新鲜石斛不能长期保存，因此，经过多道工序加工而成的一种干燥的螺旋体状枫斗就产生了。它易于保存，可供中药配方或直接煎汤饮用。历史上，枫斗的发源地是安徽省的霍山县，后来逐渐流向全国各地，特别是香港和台湾地区。产品还远销国外，如东南亚国家以及日本、美国等。因此，枫斗是一种在国内及国外均享有盛誉的天然绿色产品。

枫斗及其产品的名称，与从事石斛采集、石斛类药材加工的药农有密切关系。当药农在采集石斛时，发现有外部形态不同的石斛植物时，为了予以区别，常给予一名称，如根据各种石斛茎的颜色而起名为："铁皮石斛""铜皮石斛""齿瓣石斛""锡皮石斛"等。加工生产各种枫斗的药农，也因采用不同种类的石斛将生产的产品分别称为"铁皮（枫）斗""铜皮（枫）斗""齿瓣（枫）斗""虫草枫斗""水草枫斗""刚节枫斗""耳环斗""霍斗"等。此外，在文献上还见有"白花铜皮枫斗""白毛枫斗""西枫斗""爪兰斗""结子斗"等，这些名称也是各地药农根据自己所见的不同石斛植物、不同的加工方法而给予的称呼。

枫斗的加工是以螺旋状、两头稍平、中间圆胖如腰鼓形为主，形成如同我国早期用来量米的"斗"（作为计量米的体积和重量的计量器）。据《辞海》解释，斛与斗是器名，古时以十斗为斛。然而斗较斛更为常见，20世纪三四十年代，市场籴米时量器多以升、斗为主，斛当时已少见，十升为一斗，十斗为一斛，后因购米者不大可能一次购一斛米，同时斛字也较生僻，应用不便，后遂将斛改为石，但是"升"与"斗"更较"斛"及"石"为普遍，为群众所熟悉，因而有人将"斛"字去掉"角"更改为"斗"。

枫斗的枫是从何而来？因为药农采收加工枫斗之时正为秋冬交接之际，此时，又值满山枫叶变红，粮食秋收在望，给药农以喜悦。"丰"又与"枫"谐音，表示广大药农此时已见到如稻米一样可以用斗盛装的产品，一年劳动取得丰收，希望变为现实，来年生活可以无忧无虑，此时此刻喜悦心情油然而生，因而，逐渐有人将石斛的加工品取名为"枫斗"。

枫斗的历史

枫斗的历史，据笔者等考证，已有200年以上历史。它最早记载于清代赵学敏所著《本草纲目拾遗》："霍石斛出江南霍山，形似钗斛细小，色黄而形曲不直有成毬（球）者，彼土人以代茶茗，云极解暑醒脾，止渴利水，益人力气……"据这段记载，霍石斛的产品有两种，一种是"形曲不直"的自然干燥品；另一种则是"有成毬（球）者"的人工加工品或随意加工成团状的产品。后者即当今市场上中药店出售的枫斗。因为，无论从产品形式、加工方法和应用方式等几个方面来看，过去的霍石斛与今天的枫斗两者基本一致。

枫斗问世后，颇为当时群众欢迎。因而赵学敏记述道："近年南北盛行之。"但是，由于加工生产枫斗的原植物材料——霍山石斛在当地资源稀少，导致以后很长一段时间里多以霍山石斛的同属他种石斛来加工枫斗。最初，仍以当地霍山县大别山分布的细茎类型、富含黏性成分的石斛属植物，如铁皮石斛、细茎石斛等替代霍山石斛。后来，因石斛产量渐少，则又以其他石斛替代，以致枫斗的品种逐渐增多，如鸡爪兰、石笋、大虫草、假虫草、长苦草、刚节草、红平头、白平头、尖草、节节草、水打泡、毛兰草、大石笋、大光节、光节等。

历史上枫斗的商品规格

历史上的枫斗有记载的可追溯到久远，但能有记载的枫斗规格的，是从1935年开始。

陈存仁《中国药学大词典》与《中国药物标本图影》（1935）记载了2个规格：霍山石斛和耳环石斛。霍山石斛为"形曲不直"状，两端略尖；耳环石斛与现在的枫斗形状相似，但都未明确是何种石斛加工而成。

日本学者木村康一在《中药石斛的生药学研究》（1937）记载了他在中国市场上收到的13个枫斗规格，并附有药材绘制图。

（1）云南枫斗：形曲不直，为石斛属植物的幼茎、成长茎的中段或基段部分加工而成。

（2）老枫斗：呈松散卷曲状，为石斛属植物稍短的整条茎加工而成。

（3）广东顶上枫斗：形曲不直或略呈卷曲状，为石斛属植物的幼茎、成长茎的基段部分加工而成。

（4）耳环石斛：形曲不直，为石斛属植物

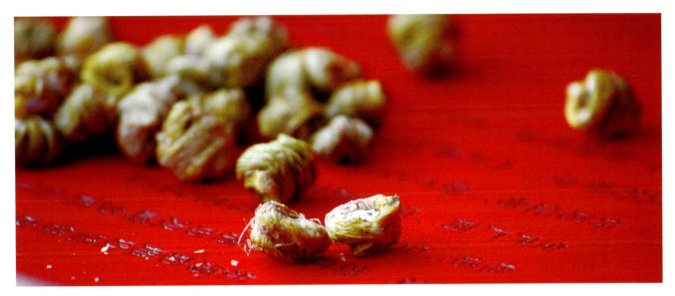

的幼茎加工而成。

（5）云南大黄草：形曲不直，系用一种形体较粗大的石斛属植物的幼茎加工而成。

（6）老河口无芦枫斗：形曲不直，为石斛属植物的幼茎、成长茎的基段部分加工而成。

（7）顶上云南枫斗：呈松散卷曲状，为石斛属植物幼茎和成长茎的基段部分加工而成。

（8）贵州中等枫斗：呈松散卷曲状，为石斛属植物幼茎和成长茎的基段部分加工而成。

（9）云南中等枫斗：略呈卷曲状，为石斛属植物幼茎、成长茎的中段或基段部分加工而成。

（10）安徽中等枫斗：略呈卷曲状，为石斛属植物幼茎或成长茎的中段部分加工而成。

（11）福建枫斗：呈紧密卷曲状，为石斛属植物成长茎的中段部分加工而成。

（12）江西抚州顶上枫斗：略呈卷曲状，为石斛属植物幼茎和成长茎的基段部分加工而成。

（13）云南泸西铁皮（枫斗）：一种未经

加工的石斛属植物幼茎。

原植物鉴定结果为老枫斗和贵州中等枫斗是细茎石斛*Dendrobium moniliforme* (L.) Sw，其余均为铁皮石斛*Dendrobium officinale* Kimura et Migo。但后来有学者对铁皮石斛的是非有较大争议。

曾玉麟《中药形性经验鉴别法》（1958）记载列了云南产泸西枫斗是选用8 cm以下茎，剪去部分根及上面残留花柄、叶等后，扭曲成螺旋状加工而成，具1~4个旋环。有四个规格：

（1）一等品：有"龙头凤尾"，较粗壮，胶质多，1~2个旋环。

（2）二等品：有"龙头凤尾"，较瘦，有2~3个旋环。

（3）三等品：为"有头无尾"或"有尾无头"。

（4）四等品：为"无头无尾"。

但都未明确是何种石斛加工而成。

上海曾是枫斗商品的中转站，其规格繁

多，汇集上海药工经验编写而成的《药材资料汇编》（1959）中记载："枫斗为一种加工品，以鲜铁皮条子老结者，长1寸2、3分（约4 cm），剪去根，洗净，晾干，放铁锅内（生铁适宜）加工而成"；"枫斗类形螺旋状（弹簧状），头尾伸直而中间弯曲，习称'龙头凤尾'，以老河口产者最为有名……老河口枫斗，其原坯短粗，沸水泡之，条干（茎）仍弯曲不直，条上显出白衣，称'白毛枫斗'"；"环钗，上海又称'霍斗'，分顶细、细、中、粗四档，鲜货叫水兰……茎圆形，细软，多卷如耳环，与铁皮不同"等。

包雪声、顺庆生等《中国药用石斛》（1999）记载了20世纪60～80年代上海市场的商品规格，有四大类：

（1）扁斗：包括鲜金斗、归金斗（广金斗）和无芦金斗。原植物主要来源于石斛 *Dendrobium nobile* Lindl.。

（2）圆斗：包括归川斗、南川斗、省川斗、雅斗、嘉定黄草、贵州黄草、副川斗、恒大斗和马鞭草。原植物来源于石斛属的多种植物，雅斗、嘉定黄草多来源于叠鞘石斛 *Dendrobium aurantiacum* Rchb. f. var. denneanum (Kerr.)Z. H. Tsi、广东石斛 *Dendrobium wilsonii* Rolfe；马鞭草多来源于束花石斛 *Dendrobium chrysanthum* Wall.ex Lindl. 及流苏石斛 *Dendrobium fimbriatum* Hook.。

（3）鲜斗：包括铁皮斗、铜皮斗和爪兰斗。铁皮斗原植物来源于铁皮石斛 *Dendrobium officinale* Kimura et Migo，也可能有霍山石斛 *Dendrobium huoshanense* C. Z.

Tang et S. J. Cheng 和细茎石斛 *Dendrobium moniliforme* (L.)Sw.；铜皮斗主要来源于细茎石斛 *Dendrobium moniliforme* (L.)Sw.；爪兰斗主要来源于重唇石斛 *Dendrobium hercoglossum* Reichb.f.。

（4）干斗：包括枫斗、环钗石斛（环草石斛、小环草）、云南霍斗、结子斗和耳环斗。枫斗即铁皮斗；环钗石斛原植物来源于美花石斛 *Dendrobium loddigesii* Rolfe；云南霍斗、结子斗和耳环斗来源于茎幼、细的石斛属植物。

枫斗的加工

枫斗的出现已有200年以上的历史，实践证明，新鲜的石斛不能长久保存，而通过药工将新

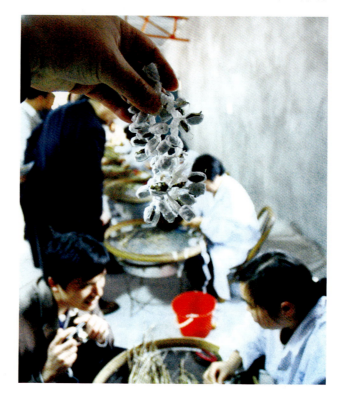

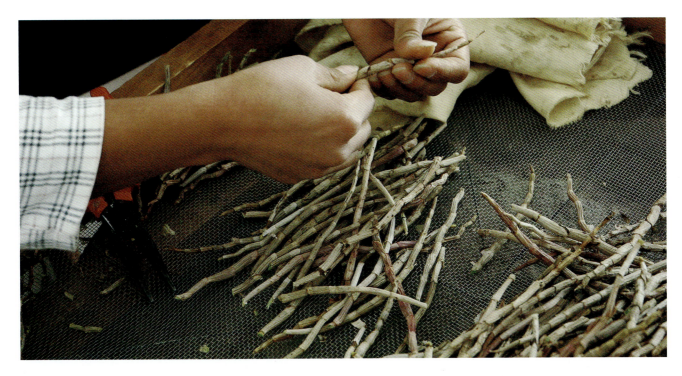

鲜石斛加工成枫斗后石斛就不易霉烂、虫蛀和变质。同时由于石斛类植物的茎多含有黏液成分，加工成枫斗后其黏液成分被固化而稳定，使有效成分不易分解，所以形成了今天有规模的加工生产。耳环石斛为北方药工对枫斗的称呼，而南方一带均称为枫斗。现在市场上的枫斗大多加工成紧密的螺旋状或弹簧状，有些加工成不规则的团粒状，是因为石斛品种以及石斛茎长短和粗细不同而采用不同方法加工的。现在加工枫斗的重点地区为浙江和云南等地。

枫斗加工的方法如下：

（1）整理：将鲜石斛去除泥沙杂质，去除叶、花梗和须根，做"龙头"者适当去除部分须根，短茎无须切断，长茎剪成5～7 cm的短段。

（2）烘焙：将短段石斛茎置于炭盆上低温烘焙，使其软化并除去部分水分，便于卷曲。

（3）卷曲：趁热将已软化的石斛茎用手卷曲，使其呈螺旋形团状，压紧；加工圆筒形弹簧状的霍斗是将已软化的霍山石斛茎缠绕在粗铁丝上，扎紧；加工空心虫草枫斗是将已软化的多根石斛茎缠绕于石丸子上，压紧。

（4）加箍：取稻草秆或较韧质纸条将卷曲的石斛茎十字形箍紧，使其紧密，均匀一致。

（5）干燥：将加箍后的石斛茎在炭盆上低温干燥，或用烘箱低温干燥，或晒干，待略干收缩后重新换箍，反复数次，直至完全干燥。

（6）成品：去除加箍的稻草秆或纸条，或抽去铁丝，并根据需要撞去外表鞘膜，分档，即为枫斗。空心虫草枫斗去除石丸子即可。

（7）卫生工作：整个加工场地必须清洁整齐。工作人员衣着整洁。在各个加工环节前必须先洗手。加工时各种盛器必须洗涤干净，在太阳下暴晒后方可使用。

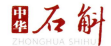
石斛企业如何
实现行业达标

■ 杨明志

食品安全事关人们的健康、事关家庭的幸福、事关群众的生活质量，历来受到党和政府高度重视。石斛作为一个保健品，是在国家经济发展、人民富裕后追求更高生活品质的一种健康产品。

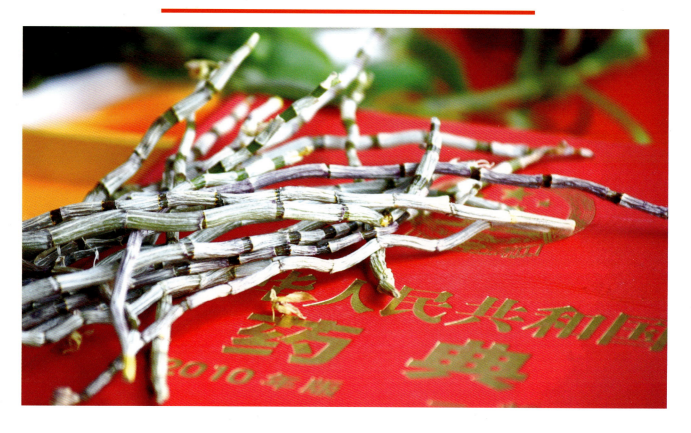

食品安全事关人们的健康、事关家庭的幸福、事关群众的生活质量。石斛作为一个高档保健品，是在国家经济发展、人民富裕后追求更高生活品质所需要的一种健康产品，需要做到100％安全放心才能满足消费者的需求。

当前，因种植投入高、周期长、技术难度大、风险大等因素的影响，总产量还远低于国民需求。经过历时一年的研究，《中国药用石斛标准》稿终于完成。作为一个点多面广，涉及10余省市的产业，如何才能实现石斛产品质量符合行业标准，并确保市场上的石斛产品安全可靠，一份规范的石斛行业标准就显得尤为重要。

此次制定的药用石斛标准包含产地环境、种苗、种植技术规范、鲜品、枫斗、质量安全六个部分。有了标准，如何才能实现达标，这是石斛界面临的新课题。本人根据多年经验和标准讨论过程中的感受，就每一个部分的特点进行总结并就如何达标提出个人观点和建议。

产地环境。为了实现石斛行业标准，在选择种植场地时要考虑水、温、光照、土壤等方面是否符合石斛生长，是否符合发展绿色农产品的需要。其水质中的微生物、有害物质含量，土壤中农药残留、重金属含量，空气中有害物质含量几个方面是否符合国家关于绿色食品标准的要求、符合石斛行业标准。选择种植基地时注意三点：一是要远离城市污染、远离车辆密集的公路、远离工业厂房；二是检测需要使用的水质pH值和空气相关指标是否符合绿色食品要求；三是当地温度、湿度、光照是否适合石斛生长。

种苗选择。石斛因品种多、产地广，是中药材中最为复杂的一个品种。仅铁皮石斛就有云南、广西、四川、浙江等10余个地方品种。随着科技发展，一些地方又相继出现了所谓的铁皮石斛新种（杂交种）。作为种植户，选择优质的种源是确保石斛产品质量、确保石斛产业安全的重要环节。鉴于石斛产业发展时间不长，铁皮石斛标志性成分仅以多糖含量为参照，但多糖是不是石斛对人体产生良好作用的主要成分，尚无法定论。各主产地铁皮石斛哪个品种最好，也因此没有结果。必须明确的是，石斛作为保健品而不是食品，始终保持其应有的药效成分是前提。铁皮石斛（包括其他石斛）应该以原种繁衍为基准。杂交品种尽管长势好、产量高，但多品种杂交后已改变了其理化特性和指标，就不再是原来的品种。比如，铁皮石斛与齿瓣石斛、水草石斛等杂交后，产量大幅提升，其药效成分就发生了改变，与原有的铁皮石斛理化指标不相符，其功效也需要重新研究。

种植户在选择种苗时应注意几点：一是要选择质量好、抗病力强、品质优的原生石斛品种；二是要考察育苗企业种源来源；三是种苗外观形态和大小要符合行业标准；四是考察该育苗企业大田种植效果，包括成活率、品质、抗病性；五是考察该育苗企业信誉，育苗目的是长期发展产业还是短期投机等因素。特别需要注意的是，许多种植户将产量作为选择种苗的首选，这种观点会让自己今后走入困境。作为中药材种苗首选的应该是药材的品质和药效。

种植技术规范。我国秦岭以南地区都是野生石斛产地。各地因气候、自然资源、地理位置等不同，种植技术也因地制宜，有所差别，原则是要确保石斛原生品质。根据行业标准，要实现规范种植也需要注意几个方面：

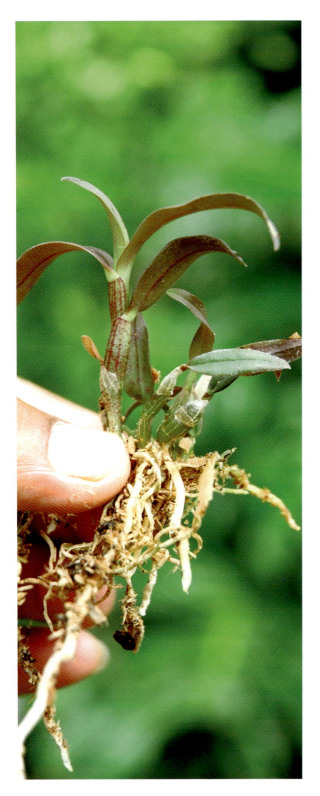

一是场地选择要符合标准中产地环境要求，符合石斛生长所需的日照、温度、湿度、通风等基本条件；二是种植模式因地制宜，尽可能的实现统一、规范；三是种源要纯正、种苗要优质；四是施肥方面要严格按照绿色食品允许的用肥范围和用肥量；五是病虫害防治方面尽量采用生物防治，使用化学防治要根据石斛标准用药范围，使用高效、低毒、无残留的农药；六是不要拔苗助长、急于求成，要控制用肥量，杜绝使用激素。这些都是达标的基本要求。要种植好石斛要注意很多细节，包括浇水、温度及湿度的控制、基质处理等方方面面的工作，每一个环节都要细致认真。石斛种植是农业中的高科技产业，具有挑战性，需要不断去探索。

鲜条（鲜茎）标准。是指可以采收的成熟石斛茎秆，从外观形态上看，根据《中华人民共和国药典》（2010版一部）规定，铁皮石斛鲜条长度不应超过30 cm。从行业实际情况分析，目前一些铁皮石斛长度已超过这个标准。有人提出5～130 cm的标准范围，经反复讨论，大家觉得如此宽泛的标准为杂交铁皮石斛预留了空间，而杂交石斛又遭到行业的反对和抵制，最后确定以35 cm以内，节间长0.5～3 cm，茎中段直径3～8 mm这样的标准比较合适。要实现鲜茎成品达到这个标准，主要看四个方面：一是选择纯正种源是关键；二是要坚决杜绝使用激素催长；三是到成熟期采收，铁皮石斛成熟后茎秆表面有一层白皮，俗称白条。鲜品的色泽与种源来源有直接关系，至于哪个颜色品种好，主要看具体用途和消费者喜好；四是要做好抽样检测，检测农药残留、重金属含量是否达标、检测多糖等含量高低、检测水分含量是否超标；五是做好分级、储藏保管；六是运输前做好包装，防止其变质和压伤；七是种植户要树立品质第一的思想，不要盲目追求高产。

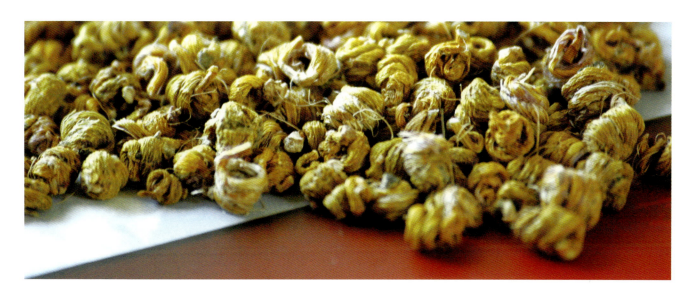

枫斗的商品规格及质量保证。枫斗是石斛鲜茎经烘干、揉搓、定型等工艺加工而成。枫斗是石斛的主要传统加工产品，枫斗的优点和缺点都比较明显。主要表现在两方面，一方面，枫斗在加工过程经反复烘烤揉搓，将石斛中的芳香物质释放出来，香味就比使用干条味道好。另一方面，加工枫斗基本上以人工为主，尤其是分散的家庭式加工，不符合食品卫生标准。从品种上分析，各种石斛鲜茎加工成枫斗后，外形相似，难以识别，为一些商人以假乱真，以次充好提供了机会。本书一共研究列出了七个石斛枫斗的规格等级，要实现每一个品种、每一个等级的达标，需要很多细致的工作。

一是品种要纯。这需要从种苗到种植都要进行监督，确保石斛种源纯正是第一位；二是加工前的分级，将石斛茎秆进行分级，同一个品种选择粗细均匀、口感较好的鲜条作为优质品；三是由加工熟练、做工精细的工人加工优质品，确保加工出来的枫斗颗粒均匀、光滑，外形整齐美观；四是加工环境卫生要达标，有条件的要集中到一个符合食品卫生质量标准的厂房进行加工。工人要经过健康体检，合格者才能上岗，要有严格的卫生管理规程及制度；五是对加工后的枫斗再次进行分级，对优质品种中形状不美观、个头差异大的进行分拣；六是分类保存，做好标签记录和相关的统计记录，由加工、分级、验收人员签字后入库；七是有条件的要进行卫生检测，并进行杀菌处理后采用无菌包装方可流入市场。

石斛质量与安全。作为一种经济价值和药用价值都比较高的食用产品，其质量与安全是消费者最重要的参考指标，也是行业长期稳定发展的基石。石斛产品的质量主要包含几个方面：一是优质品种，只有品种好，才能保证产品的有效成分含量高，才能满足消费者所期望达到的保健效果；二是育苗、种植管理的规范，尤其是在激素、农药、化肥的使用上严格按照绿色食品标准，并从用量、使用时间上按照标准执行，确保石斛产品各项理化指标符合绿色食品标准。

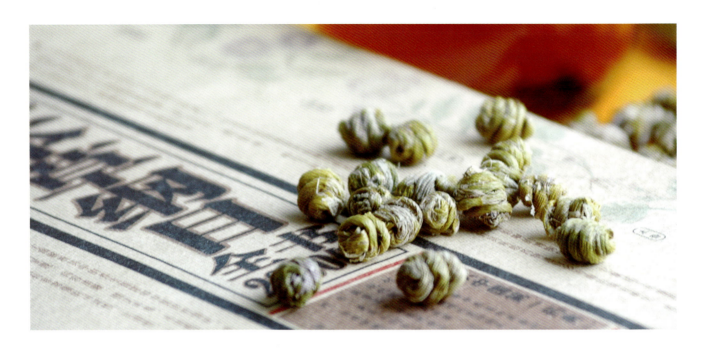

标准的监督与执行

　　《中华人民共和国标准化法》将标准分为国家标准（GB）、行业标准(HB)、地方标准(DB)、企业标准(QB)四级，本书主要是研究石斛行业标准。任何一项标准的执行，都需要人力、物力、资金上的投入，更需要管理上的精细和认真。这就意味着不是每一家企业都能够完全执行标准。石斛产业分布广，有分散的农户小面积种植，有小规模的专业种植，也有企业中型规模种植，更有大规模企业用大笔资金投入发展。短期内，要做到全部行业达标不太现实。但不按标准操作又为产业埋下隐患，既不利于长期发展，也让企业本身难以安心。

　　然而，标准一旦发布，如何执行，谁来执行，怎么执行，这是石斛行业面临的新课题，也是新的挑战。乡村网、石斛联盟多年来一直从事这方面的研究和探索，并做了大量的准备工作。2010年起，乡村网就开始尝试开发石斛质量追溯系统，经过两年多时间的设计、反复修改、程序开发、测试，目前已完成了追溯平台建设。基本可以实现石斛从种子来源、育苗、种植基地选择、种植及管理、病虫害防治、采收、分级、加工、包装、仓储、销售全程图文追溯、视频追溯。这其中最重要的环节是监督与自证，通过全社会监督，各环节委托权威检测机构进行抽样检测，由企业自己提供权威证明文件作为追溯的内容之一，组合成一组可靠、可信的追溯链。要实现质量追溯与行业达标认证进行整合，还有大量工作要做，如整合系统设计、各项认证环节的认证程序，由哪些机构进行检测、监督，认证结果如何体现和发布，认证时效，对企业通过认证达标后，出现的质量反复如何处罚等等方面的工作，需要设计一套完整的体系。还要经过行业认可，得到普遍支持，这样一个繁杂的工作需要一一落实。

根据个人了解，凡具规模的种植户和石斛企业（集约化种植20亩*及以上）都积极支持标准，支持达标认证，他们也一直在努力做最优质的产品。只有行业安全、只有树立自己的品牌，才能立足于不败，这是一种共识。他们期盼通过达标认证，通过追溯接受社会和行业监督，取信于消费者。

通过追溯形式来体现达标，让消费者无论在什么地方、以何种形式消费到该企业的产品，都可以通过电脑或手机现场实现溯源。表明企业公开透明，做优质产品的决心和措施，更让产品假冒无处遁形，既给消费者吃下定心丸，也给企业增添诚信的荣誉。

打造有机石斛

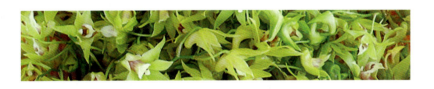

石斛作为药用价值高、经济效益好的产品，消费者对其给予较高的期望。作为石斛产品的生产者，有责任、有义务为消费者提供最优质、最安全的石斛产品。由于石斛产业涉及面广，在制定石斛行业标准时为了顾全大多数种植、加工户，仅设定在绿色食品标准范围，而不是有机食品标准，这主要基于两方面原因。一是种植石斛采用离地栽培，不需要土壤，生长基质采用树皮、木屑等材料，这些物质基本上都是天然原材料，无污染，只要加强种植管理过程的农药、化肥控制，实现绿色食品标准问题不大；二是有机栽培需要从设施、生物技术方面进行研究，一般中小企业难以实现，但绝不是不能实现。具规模的种植企业只要下决心去做，要实现有机栽培也不是难事。可喜的是，经过多年的倡议，现已有多家石斛企业通过了有机认证，一些企业正在进行有机认证过程中，大多数企业正在朝有机栽培方向努力。

一些地区，因气候条件好，石斛直接种植在树干或石头上，都长势较好，只要远离工业污染、空气污染。这些石斛完全可以达到有机食品标准，通过有机认证完全可能。

---

* 一亩= 667 m²。

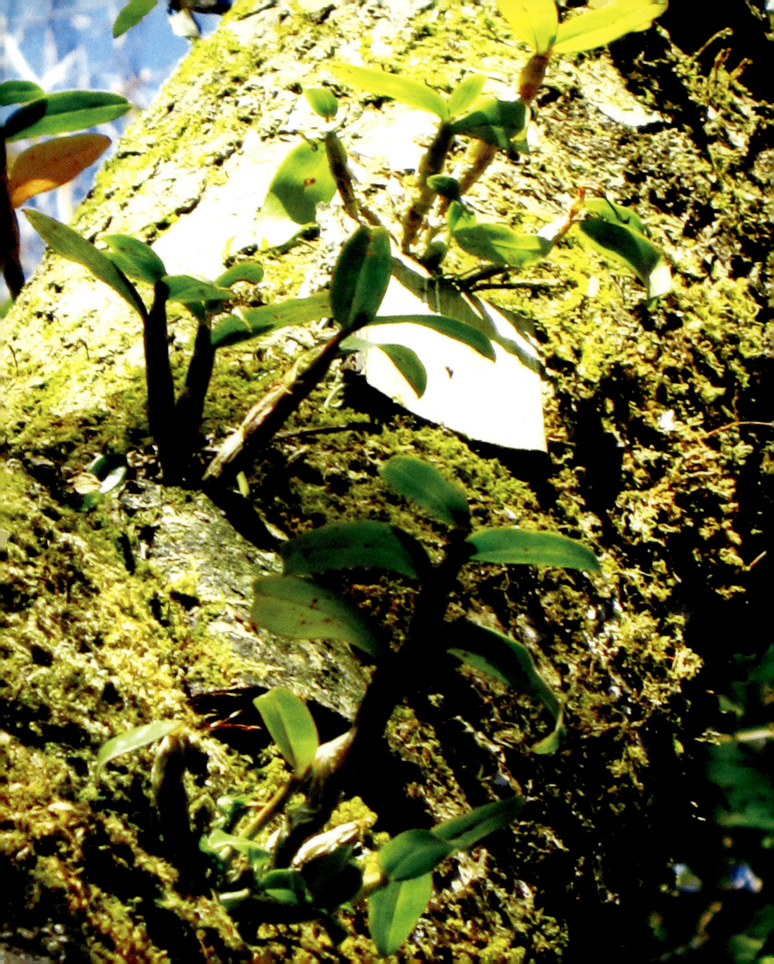

什么是有机农业

有机农业就是遵照一定的有机农业生产标准，在生产中不采用基因工程获得的生物及其产物。不使用化学合成的农药、化肥、生长调节剂、饲料添加剂等物质。遵循自然规律和生态学原理，协调种植业和养殖业的平衡，采用一系列可持续发展的农业技术以维持持续稳定的农业生产体系的一种农业生产方式。

"有机农业"一词最早出现在出版于1940年的诺斯伯纳勋爵（Lord Northbourne）的著作《Look to the Land》中。实际上，有机农业就是一种传统农业、回归农业。过去的农业没有化制剂、没有合成肥料与杀虫剂、没有工业污染，当时的农业都是有机农业。现代有机农业是在原有传统农业基础上增加了量化指标、科技含量，提高了单产，让经济效益得到更多体现。

对于工业化大生产时代，要实现有机农业，就必须注重生态的系统方法，包括长期规划、详细跟踪记录以及对设备和辅助设施的大笔投资。

人们常说"病从口入"，大多数疾病都是我们吃出来的。现代社会胖人多、癌症多，都是因为食用了有添加剂的肉食品、有农药的蔬菜，导致体内有害物质堆积，日积月累引起身体发生病变所致。有机农业不使用化肥、化学农药，以及其他可能会造成污染的工业废弃物、城市垃圾等，因此其产品食用就非常安全，且品质好，有利于人体健康。据美国的研究报道，有机农业成本比常规农业少40%，而有机农产品的价格比普通食品要高20%～50%。当然其科技含量和科研投入相对较多。同时有机农业的发展有助于提高农民的就业率，有机农业是一种劳动密集型的农业，需要较多的劳动力。另外，有机农业的发展可以更多地向社会提供纯天然、无污染的有机食品，满足人们的需要。

要实现有机农业，需按照国家有机农业标准进行生产，并经过国家指定认证机构进行监督认证。有机认证分生产环节和加工贸易环节。要求远离工业污染，空气质量优；生产基地在最近三年内未使用过农药、化肥等禁用物质；种子或种苗未经基因工程技术改造过；生产基地应建立长期的土地培肥、植物保护、作物轮作和畜禽养殖计划；生产基地无水土流失、风蚀及其他环境问题；作物在收获、清洁、干燥、贮存和运输过程中应避免污染；在生产和流通过程中，必须有完善的质量控制和跟踪审查体系，并有完整的生产和销售记录档案。通过上述要求可以看出，石斛种植要实现有机栽培并非难事，重点在于如何研究病虫害的生物防治方法，如何自制生物肥料。

食品标准等级。目前我国食品标准分为普通食品、无公害食品、绿色食品、有机食品四个等级。我们致力于将石斛打造成有机石斛，将石斛行业作为全国有机食品行业为努力目标。

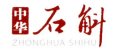

石斛栽培技术

■ 杨明志

野生石斛一般寄生在海拔500～3 000 m的原始森林树干上和悬崖峭壁上。根系长期裸露在空气中，湿度大，空气清新，有徐徐微风。在实践中，人们仔细观察野生石斛生长环境和生长过程，模拟野生石斛生长所需的光照、温度、湿度等条件，逐步探索出了一套人工栽培技术。

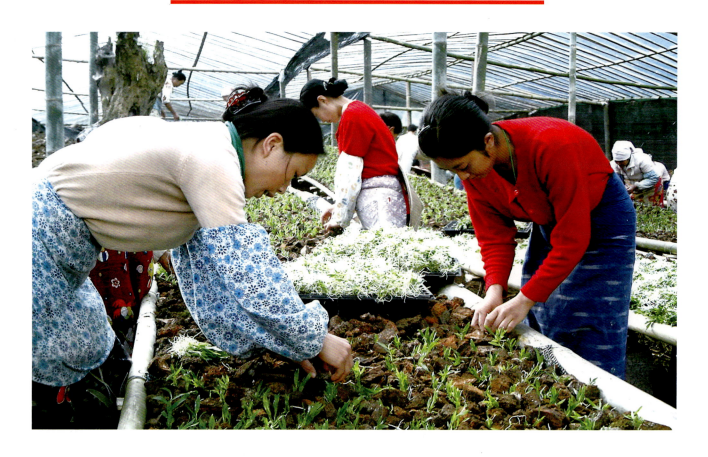

人工种植主要品种及分布

石斛因品种不同，其标志性成分也不一样，适应的人群也有所区别。如，铁皮石斛含黑节草多糖Ⅰ、Ⅱ、Ⅲ。多糖水解物主要含甘露糖、葡萄糖，还有微量阿拉伯糖和木糖。齿瓣石斛（紫皮）、霍山石斛以多糖含量为主，金钗石斛以石斛碱为主，束花石斛含古豆碱及顺反束花石斛碱，鼓槌石斛等含毛兰素、鼓槌菲等成分。根据野生石斛资源分布及遵循中药道地原则，各地种植的品种也不相同。

当前，人工种植的石斛品种主要有铁皮石斛、霍山石斛、齿瓣石斛（紫皮）、束花石斛、鼓槌石斛、晶帽石斛、叠鞘石斛、梳唇石斛、翅萼石斛、细茎石斛。

安徽霍山以传统霍山石斛为主，浙江基本上种植铁皮石斛，四川种植有金钗石斛、铁皮石斛、齿瓣石斛（紫皮），广西种植铁皮石斛。云南品种最为复杂，有铁皮石斛、齿瓣石斛（紫皮）、束花石斛、流苏石斛、晶帽石斛，鼓槌石斛。广东种植铁皮石斛。福建、海南、江西、湖南等地以种植铁皮石斛为主。贵州以种植金钗石斛、铁皮石斛、细茎石斛为主。

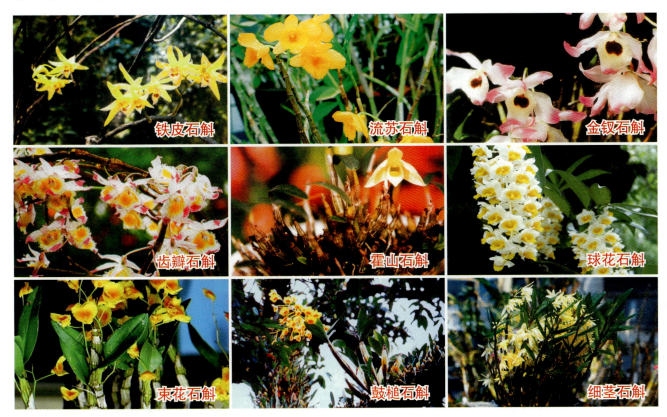

铁皮石斛　　　　流苏石斛　　　　金钗石斛
齿瓣石斛　　　　霍山石斛　　　　球花石斛
束花石斛　　　　鼓槌石斛　　　　细茎石斛

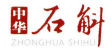

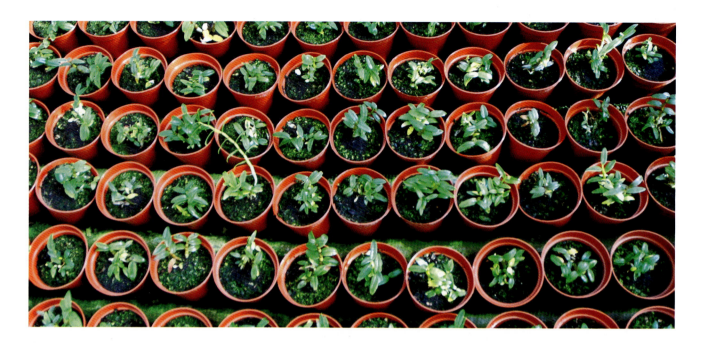

🌿 种植核心要领

　　野生石斛一般寄生在原始森林树干上和悬崖峭壁上，根系长期裸露在空气中，产地森林茂密，阳光透过厚厚的树叶照射到石斛上。石斛生长的森林湿度大，空气清新，有徐徐微风。实践中，人们仔细观察野生石斛生长环境和生长过程，模拟野生石斛生长所需的光照、温度、湿度等条件，逐步探索取得了人工种植的成功。

　　经过多年的人工种植和反复试验，笔者根据这些经验总结出石斛生长最基本的要领。

　　石斛生长特性：温暖、湿润、半阴半阳。

　　种植要领：通风、透气、疏水、温暖潮湿。

　　形象总结："石斛是水浇死的，风灌大的"；石斛是"勤快人"种死的；"一年活二年长"；"光足长短胖光弱细长"；"肥多噎死、水多灌死、缺水休眠"；"会种植是徒弟，会浇水才是师傅"。

提示：管理中重视，生活中忽视。

野生石斛附生在悬崖峭壁或大树干上，根系裸露在空气中，阳光透过树叶或杂草散射在植株上，雨水从上流下，石斛根系能抓住少量雨水得以生长，雨停后不久，石斛依赖空气的湿度来维持其生长所需的水分需求。石斛生长的位置离地较高，一般都有风吹，空气质量好。尤其以南方温暖湿润的地方最多。

人工种植石斛也基本是为石斛提供类似的野生环境，人们在反复总结石斛生长特性时提出了其生长的必备条件是"温暖、湿润、半阴半阳"的环境。在人工种植时需要保证其设施要达到"通风、透气、疏水"的基本条件。

尽管大多数种植户也按照上述要求准备了设施，种植环境也比较好，可仍然种植失败，或者植物长势很差。前面笔者作了一些形象总结。大多数种植基地人员都来自农村，长期习惯了农作物快速生长的过程。比如，种植玉米，从小苗移栽大约3个月，高度能接近2 m，种植水稻2～3个月能满稻田绿油油，高度达到1 m左右，蔬菜也是类似。当这些人员在管理石斛时往往缺乏耐心，以普通农户种植标准管理石斛。石斛第一年种植，第一个月去看只有5 cm左右，连续几个月去看，还是如此，没有明显变化。这时管理人员往往坐不住，他们就搬出了传统农业的种植模式，"种植都需要水，需要肥"，于是乎勤浇水、勤施肥，就成了一种他们所认为

的催长手段。结果适得其反。因为野生石斛生长没有任何人工施肥因素。不可否认，为了让石斛长势较好，人工种植适量的给予补肥也很常见，可仅仅是微量补肥，要严格掌握用量和周期。肥多就会产生肥害，导致根系不能生长，新根腐烂，而且短期难以恢复。

同一个品种因为种植技术不同其外观形态也不相同，有人误以为是变异或者品种有误。实践证明，石斛生长虽然是需要半阴半阳的环境，对于这样的环境也不是一概而论。同一品种，不同阶段、不同季节对光照需求不一样。幼苗时期对光照需求相对较少，壮苗时期相对较多，此时，适当增加光照能使石斛植株生长粗壮，但光照过强会出现植株矮化。光照偏少植物变得细长，光照过少甚至会停止生长，这些都需要在实际操作中细心勤调整。

要种活石斛很简单，种植以后，主要的工作就是浇水，水多了容易烂根，水少了石斛不长。业界认为，仅浇水这门技术就要学习两年，因为两年是石斛生长的一个基本成熟阶段。

石斛种植管理中要重视细节管理，认真观察温度及湿度、观察基质的干湿状态。根据日照强弱，适时调整遮光度。适时调整大棚通风状态，确保通风良好。认真观察病虫害发生及变化。保持良好的通风和适宜的光照强度、控制湿度就能大幅减少病虫滋生的概率。同时，在生活中要忽视石斛，不要随时随地都想着石斛，这样就容易产生急躁心情，产生冒进心里，就会出现"勤快人种死石斛"的情况。种植石斛一定要"耐心、耐心、再耐心"，尤其是第一年，只要能种植成活就是成功。

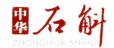

种植场地选择

铁皮石斛种植基地周围5 km内应无工业厂房、无"三废"污染。距主干公路100 m以上。汽车尾气排放较少、交通便利、空气质量和环境良好。

四周开阔、光照充足、通风良好、地势较为平坦，自然落差在千分之五至十之间。地下水位0.5 m以下，水质较好，能够达到饮用水标准最好。选择向阳、通风的缓斜坡地较好。

有可提供灌溉的水源，能达到旱时不断水，雨时不积水。场地内建有水池（水塘）、进水渠道及排水渠道等设施。

铁皮石斛不直接种植在地表，一般采取地面铺设种植基质或搭建种植床覆盖基质栽种；其基质层才是铁皮石斛根系的生长层。铁皮石斛种植基质要求富含有机质，pH值为5.5～6.5，透气、疏水性好。

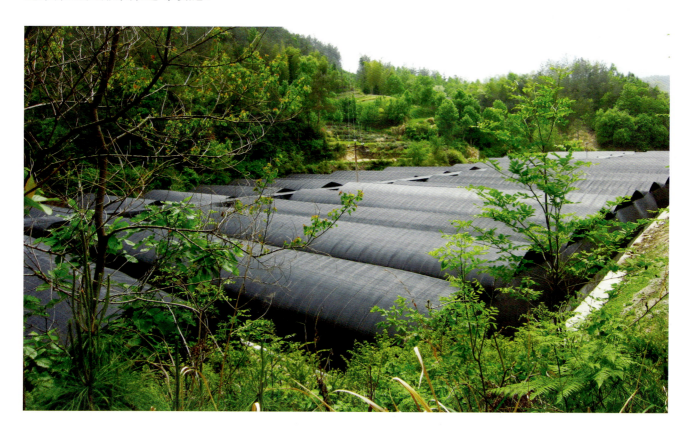

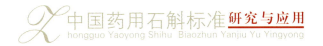

种植模式

根据各地气候条件和优势，当前石斛种植模式主要有大棚离地床栽、大棚地栽、仿野生树栽、野外地栽、简易遮阳网栽培等多种模式，其各有优缺点，主要是因地制宜，适合当地发展即可。

大棚种植温度、湿度、光照便于控制，适应性强，被广泛采用；离地床栽适合南方高温、高湿地区，便于通风、透气、疏水，满足石斛生长需要的基本特性。

大棚地栽被浙江、安徽、江西等冬季温度相对偏低的地区采用，优点在于冬季保温、夏季降温，缺点是通风性不好，在基质选择和搭配上要求较高。

树栽对自然气候条件要求较高，当地气候和环境条件必须满足石斛自然生长所需的温、光、湿、风等条件。在云南、四川、广西部分地区种植成活容易，要大面积人工种植，还得解决增产等技术难题。

简易遮阳网棚种植，对当地气候环境要求也较高，可选择气候适宜的山坡地或者坝区田地种植，如云南省龙陵县种植齿瓣石斛普遍采用该模式。

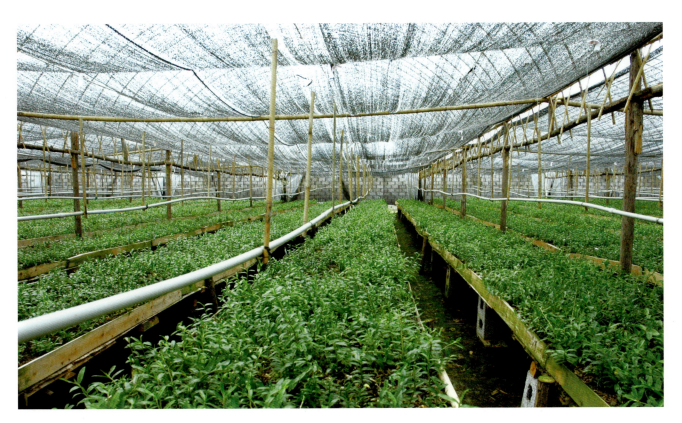

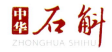

 栽培前的准备

无论种植哪种石斛，在栽培选地之前，先都要充分了解当地气候条件，遵循道地药材原则，选择适合生长的栽培地。在种植模式选择上，根据当地优势，以满足石斛生长的基本特性为原则。如种植铁皮石斛，应按铁皮石斛生物学特性、野生生态环境的要求，模仿生态环境，营造适宜的种植条件与最佳生长环境，以满足铁皮石斛生长发育需求。

结合铁皮石斛生产基地实际，合理划分区块，布置大棚、道路及排水系统，并应确保沟渠配套、沟沟相通，有利排水。

配建微（喷或滴）灌设施，安装由水泵、管道、喷头组成的微（喷或滴）灌设施系统，并应确保土壤与空气具有适宜的湿度。

采用钢架或竹木等架材搭建棚架（大棚），棚上应覆盖遮阳网或塑料薄膜加遮阳网，棚四周应覆盖活动式的裙膜（网），并应根据不同季节和铁皮石斛不同生长阶段进行人工调节。

种植基地的大棚内，应合理配置温度计、相对湿度计、照度计等装置设施，并做好观测记录。

 基质处理

以铁皮石斛为例，选择适合铁皮石斛生长的种植基质，应采用既能吸水又能排水，既能透气又有养分的材料。常用的材料有树皮、木屑、碎石、锯末、刨花、原木等（一种或多种材料混合配制），并应将有机物与无机物合理混用，有机物必须经堆制发酵或高温灭菌处理，达到无害化要求后使用。

"种瓶苗基质要细、种大苗基质要粗"，不同的种苗在基质搭配上要进行调整。

瓶苗基质：将块状基质，如树皮、碎石、

核桃壳、椰子壳等用水泡透，或采用堆肥发酵的方式，堆放1个月以上，保证基质吸够水分。将刨花、锯末等细基质用水泡或者浇透、吸饱。栽培前一天，将粗块基质平整的铺在苗床上，厚度为5 cm。然后再在粗块基质上铺3 cm左右的细基质。高温季节栽培后一天不浇水，春秋季节可3~4天不浇水。待基质基本干后，坚持叶面勤补水，让基质始终保持适当的湿润状态。

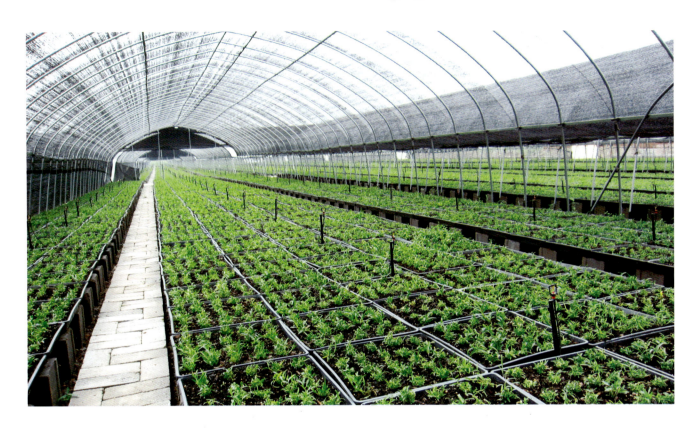

 ## 设施准备

一、大棚建设

　　当前种植石斛的大棚分为四类，一类是设施大棚，由专业大棚设计安装公司建设，投入较大，棚内温度、湿度、光照、喷灌都可以进行调节。此类大棚一般是科研机构或者有实力的企业用于试验或作示范而建设；第二类是连体大棚，该大棚可以几亩甚至几十亩搭建成一个整体，便于管理，温度、湿度控制方便，但投入也相对较大；第三类是独栋拱形棚，类似各地蔬菜大棚，但是建议种植石斛时适当将高度和宽度放大，以满足石斛生长所需通风和夏季降温的需要；第四类是简易棚，在一些气候非常适宜的地区，在苗床上用遮阳网覆盖即可，梅雨季节时临时用薄膜短期覆盖。

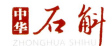

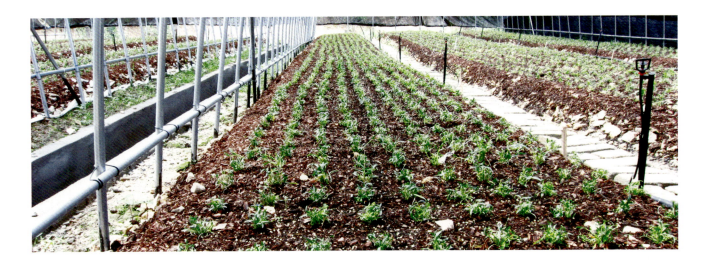

适时移植

以铁皮石斛为例，根据当地气候条件和铁皮石斛生长习性，确定其具体移植时间。

气温稳定在12 ℃以上时，可进行组培苗移栽。温度15～25 ℃最适宜石斛生长，低于12 ℃，高于35 ℃石斛会进入休眠期。冬季低于0 ℃可能会导致植株死亡；移植时间一般以3月下旬至6月下旬，9月上旬至10月下旬为宜。部分地区常年均可栽培。

栽培前准备。用多菌灵或者灭菌清按照说明比例，先将苗床上的基质浇透，然后再进行种植。石斛苗种植后，一般2～3天才第一次浇水，浇水量应根据基质的干湿度判断，如基质湿度较大，应延期浇水。

种植密度

以铁皮石斛为例，按照铁皮石斛种植方式、种植年限及采收用途，确定其不同种植密度。一般采收年限短（3年）者，移栽株行距为10 cm×10 cm；采收年限长（5年以上）者，移栽株行距为15 cm×15 cm。种植方式以丛栽为宜，每丛3～5株。按照每亩（667 m²）面积，苗床实际面积440 m²计算，每亩种植2.5万～4万丛。

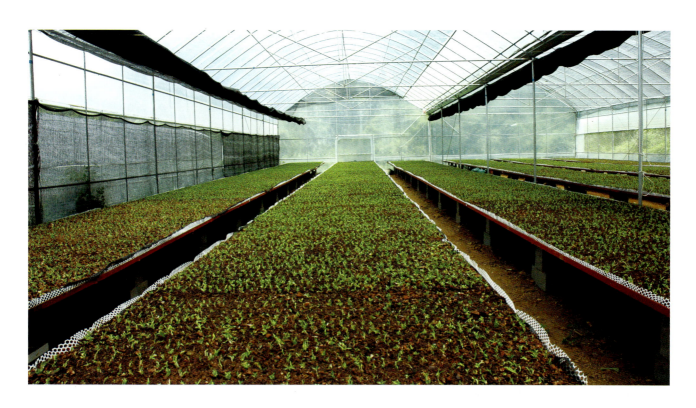

 # 日常管理

一、温、湿度控制

根据气候变化，实时调整大棚的通风和遮阳网，保持棚内温度在12～35 ℃以内，以25～30 ℃最为理想，冬季确保在0 ℃以上。

石斛最适宜生长湿度在80％左右。湿度是石斛种植中最难控制的环节，业界叹称，仅浇水这一项技术就需要两年时间才能真正掌握其中诀窍，许多人对此不以为然，这只有在实践中慢慢体会。人工种植石斛，根腐病和茎腐病像人类癌症一样难以治愈，这两种病的起因都

是与浇水密切相关。实际操作中，基质过干，不利于石斛苗生长，甚至发出的新芽会因脱水而死亡；基质湿度过大，根系会腐烂，导致根腐病的发生，根腐病严重时，可导致大面积传染。业界经验丰富的人总结出"空气湿度宜大、根系湿度宜小"的宝贵经验值得借鉴。

种植石斛是一项科技含量非常高的农业技术，每天都要仔细观察基质干湿度，观察石斛苗叶片变化，观察发芽和根系生长情况，观察病虫害情况，稍有一天处理不好，就会产生严重的后果。这就是为什么各地石斛种植的面积

不小，但总产量不高的原因。

如当种植铁皮石斛的苗床出现杂草时，应及时人工拔除。尤其是用树皮做基质时，棚内湿度大，特别适合各种杂菌的生长。杂菌的孢子扩散会抑制石斛根系的生长，要及时摘除。

二、摘蕾

以铁皮石斛为例，铁皮石斛种植后第二年开花，为减少植株营养消耗，对不需留种的花萼应及时摘除。

摘除花蕾的时间，应在铁皮石斛现蕾初至开花前进行。

摘除的铁皮石斛花蕾，应装入干净的专用食品（篮）袋内，并另行加工。

三、灌溉及排水

水质要求。石斛适宜水质为中性，pH值要求为5.5～6.5，在种植前，要检测当地浇灌水源的pH值情况。若采用自来水浇灌，部分地区自来水pH值高达8，不利于石斛的生长。基质酸碱度可以用pH试纸测定：用中性矿泉水浸泡基质，取浸泡液，用pH试纸浸入浸泡液中半秒钟取出与标准比色板比较，即得所要测定的酸碱度。如果过酸，可以施用石灰水、草木灰水、钙镁磷肥进行调整。

以铁皮石斛为例，按照铁皮石斛种植与生产基地规模，合理规划营建铁皮石斛规范化生产基地的灌溉与排水设施，并以机械喷灌或滴灌为佳。建设喷灌设施投入不大，能够有效减少劳动力投入。据统计分析，安装喷灌设施的种植基地，每人可以管理10亩大棚，可大幅度减少人工成本。

移栽至成活期，当天气干燥时，宜微喷；在连续晴天，当种植基质干时，宜微喷。若采用雾状喷灌方式，可有效增加土壤及空气湿度。

若采用人工浇水方式，必须注意均匀、适量。

四、灌溉时间

夏秋高温期，应在早晨或傍晚时喷（微）灌；春冬时，应在温度稍高的中午前后喷（微）灌。一些种植户认为夏季中午温度较高，此时喷灌浇水有利于降温，实际上此种做法适得其反。

夏天，由于气温比较高，植物根系吸收水分和叶面蒸腾水分基本相等。如果这时给石斛浇水，土壤温度会突然下降，在炎热的夏天温度高达40 ℃,这时给植物浇水，水的比热大于土，更大于空气,植物根部温度突然下降，使植物的呼吸功能减弱，植物对水的吸收能力也就降低，植物体温度下降，从而导致植物体内酶的活性下降；其次，植物中的蛋白质也受到温度的影响，而这时植物叶的气孔仍然张着，水分照常蒸腾，容易造成植物生理失水，甚至死亡。

五、灌溉程度

以种植基质适当湿润与润透为度。

经常清理排水沟，雨后应及时排水，疏通水沟，保持排水通畅，防止田间积水。

暴雨期间，应加强田间检查，防止塌方淤积堵塞，尤应及时排涝。

六、光照、湿度、温度调控管理

以铁皮石斛为例，根据铁皮石斛生长习性，结合生产基地条件，通过棚膜及遮阳网的揭盖、喷（微）灌等措施与管理，人为合理调节光照、温度、湿度，促进铁皮石斛生长发育。

冬春季节（11月～次年4月）调控管理。遮去30%～50%的光照。春季通风降湿，冬季保温，温度尽量保持在5℃以上。种植基质应保持湿润，切忌过湿。空气湿度保持在40%～60%。

夏秋季节（5～10月）调控管理。遮去60%～70%的光照，结合通风、增湿（微喷或微灌）与降温，棚内气温控制在35℃以下（切勿超过40℃）。种植基质忌干燥，在不积水的前提下保持湿润。空气相对湿度保持在80%左右。

七、施肥管理

以铁皮石斛为例，铁皮石斛的生长发育，需要肥料供给。合理施肥能促进其植株生长，改善品质和提高产量。施肥应以有机肥料为主，适当配施无机肥。并根据石斛不同生长阶段对肥料的需求特点，科学合理地搭配施用肥料的种类、数量，有针对性地施用肥料。

1.施肥方法

肥料可选可兰月、石斛专用BB肥或其他品牌肥料。选用原则是：溶水性强、含各种微量元素、使用方便，以叶面喷施较好，遵循勤施、少施的原则，以免肥害。

可施用有机肥、堆肥等。堆肥必须经堆制发酵、高温灭菌达到无害化后使用。无机肥：

钙镁磷肥、氮磷钾复合肥等。

在铁皮石斛种植前，基肥与种植基质材料应充分拌和施入。在铁皮石斛移栽成活后，当年5～10月，应结合喷（微）灌施入0.05%氮磷钾（15，15，15）复合肥营养液，30天一次，每次折合复合肥0.2 kg/亩。第2年至第5年的3～10月，结合喷灌施入0.1%氮磷钾（15，15，15）复合肥营养液，每30天一次，每次折合复合肥0.4 kg/亩。

2.禁止使用的肥料

禁止使用未经国家或省级农业部门登记的化肥或生物肥料。

禁止使用未腐熟的有机肥。严禁施用城市生活垃圾、工业垃圾及医院垃圾和粪便。

3.施肥注意事项

①认真把握好浓度；②施肥时间：避免高温、光照充足的时间施肥，一般在上午10点前施肥为好，但要根据季节、天气、气候的变化情况，调节施肥时间；③在正常情况下，每半月一次，施肥时要覆盖充分，均匀到位。

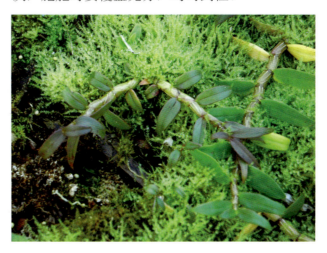

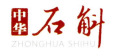

防治方法：

（1）发病时要剪去受感染的器官，用50％多菌灵800倍液、75％甲基托布津1 000倍液喷洒。

（2）在发病前用65％代森锌600～800倍液，或75％百菌清800倍液，或75％百菌清800倍液加0.2％的洗衣粉喷洒预防。

（3）用50％多菌灵1 000倍液或70％甲基托布津1 000倍液喷雾，隔7～10天一次，共2～3次，以预防并控制该病对新株的感染。

2. 黄斑病

本病一般表现为叶片发病。发病初期在叶面上生成不明显的淡黄色，后扩大为周边不清晰的黄色病斑。病斑的中央出现褐色斑点，有时在病斑的背面出现黑霉。

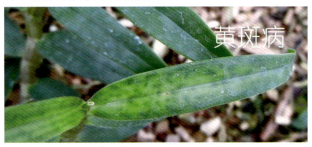

防治方法：

（1）栽培时应适当密植，避免浇水过量，并喷施植宝素7500倍液，促进植株早生、快生，增强抵抗力。

（2）在发病时，可采用75％百菌清可湿性粉剂1 000倍液加70％甲基硫菌灵可湿性粉剂2 000倍液喷洒防治，隔7～10天一次，连续2～3次。

3. 疫病

本病主要危害石斛的叶片。叶片染病时，初期呈水渍状斑点，然后很快扩大变为黑褐色腐烂状，造成落叶，有时在叶片受害表面有白色薄霉层。

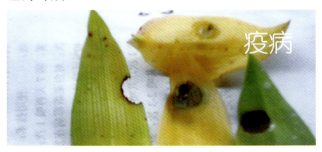

防治方法：

（1）去除受害部位，或将病株隔离进行单独管理以防传染。

（2）在发现病株时可采用25％甲霜灵粉剂600倍液、40％疫霉灵可湿性粉剂250倍液、40％甲霜铜可湿性粉剂700倍液等喷雾防治。也可采用50％甲霜铜可湿性粉剂600倍液灌根。

4. 叶枯病

本病一般从叶间开始发病，发病初期在叶尖上发生褐色小斑点。有时相邻病斑融合成大病斑，严重时形成叶枯。

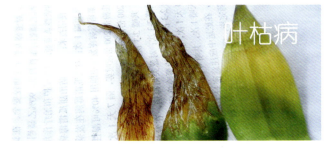

防治方法：

发病初期时应及时摘去病叶，并喷洒75％百菌清可湿性粉剂600倍液，或50％扑海因可湿性粉剂1 500倍液，或40％克菌丹可湿性粉剂400倍液，或50％甲基硫菌灵可湿性粉剂500倍液，隔10天左右一次，连续喷洒2～3次。

5. 煤污病

本病主要危害石斛的叶片，发生病害时整个植株叶片表面覆盖一层煤烟灰黑色粉末状物，影响叶片的光合作用，发病初期在叶片上产生灰黑色至炭黑色霉污菌菌落，分布于叶面局部或叶脉附近，严重时布满整个叶面。3～5月为本病害的主要发病期。

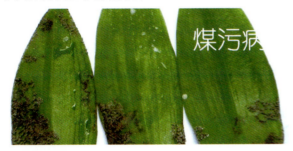

防治方法：

（1）石斛煤污病的防治应以预防为主，在大棚和温室栽培时应使其通风良好，雨后及时排水，及时防治蚜虫、粉虱、介壳虫等传染源。

（2）在发病时，及时喷施40%米菌丹可湿性粉剂400倍液或40%的大富丹可湿性粉剂500倍液、40%多菌灵胶悬剂1 500倍液、50%多霉灵可湿性粉剂1 500倍液防治，隔15天一次，连续2～3次。

（3）用50%多菌灵1 000倍液或40%乐果乳剂1 500倍液喷雾1～2次防治。

6. 斑点病

本病为叶部发病，初生为褐色的小斑点，然后，小斑点扩大，中心部坏死，呈灰褐色，直径5～10 mm。老病斑表面出现小黑点。受害叶变黄而脱落，但品种间有差异，石斛有落叶较重的倾向，生长发育显著不良。本病害常在3～5月发生。

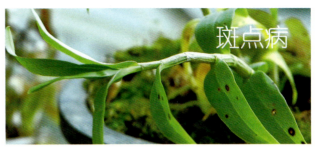

防治方法：

（1）及时摘去病叶并处理。

（2）药物防治，发病初期喷洒75%百菌清可湿性粉剂600倍液，或50%扑海因可湿性粉剂1 500倍液、40%克菌丹可湿性粉剂400倍液，或70%乙膦·锰锌可湿性粉剂500倍液，或50%甲基硫菌灵可湿性粉剂500倍液，隔10天左右一次，连续喷2～3次。用1∶1∶150波尔多液或多菌灵1 000倍液预防和控制其发展。

7. 软腐病

本病为全株发病，多从根茎处侵染，叶片受害时，为暗绿色水渍状小斑点，迅速扩展呈黄褐色软化腐烂状。腐烂部位不时有褐色的水滴浸出，有特殊臭味。严重时，叶迅速变黄。若假鳞茎感病，也会出现水渍状病斑，褐色至黑色，最终使假鳞茎变得柔软皱缩，颜色变暗，迅速腐烂。随雨水或浇水传播。

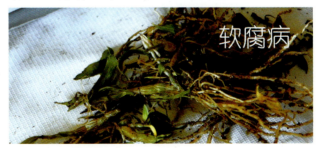

防治方法：

（1）植株一旦发病，应及时将病叶剪除，

伤口还需用波尔多液涂抹。

（2）也可将发病植株拔出，在1%高锰酸钾溶液中浸泡5分钟，清洗后在阳光下晒15分钟，晾干后再种植。

（3）也可用0.5%波尔多液或200mg/L农用链霉素或甲基多硫磷等喷洒。

8. 叶腐病

本病染病初期，叶片呈黄色、水渍状，最后病斑部变为黑色、下陷。最后可导致整个叶片腐烂脱落。

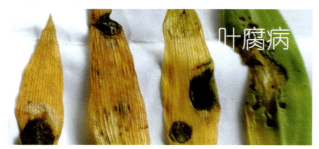

防治方法：

（1）石斛一旦发病，应及时将病叶剪除，伤口还需用波尔多液涂抹。

（2）也可将发病石斛拔出，在1%高锰酸钾溶液中浸泡5分钟，清洗后在阳光下晒15分钟，晾干后再种植。

（3）也可用0.5%波尔多液或200 mg/L农用链霉素或甲基多硫磷等喷洒。

9. 猝倒病

本病主要发生在石斛组培苗移栽苗床后，由于地表温度过高、湿度大，易诱发猝倒病，严重时组培苗成批枯萎死亡。

防治方法：

加强通风，降低温度和湿度，拔除受害苗

株立即烧毁，再用50%多菌灵可湿性粉剂500倍液处理栽培基质。

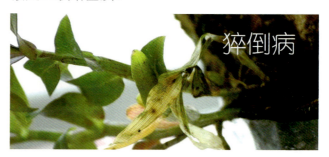

10. 褐腐病

本病主要危害芽与叶。在叶上发病时，先出现软的、水渍状的小斑点，继而发展扩大成轮廓清晰、略为下陷的褐色或黑色水渍状斑点，有时斑腐病叶腐烂处产生浊滴，此病一经发生，病斑扩展十分迅速，不需几日就可造成石斛死亡。

防治方法：

（1）栽培过程中要注意环境通风，避免浇"当头水"。

（2）若发现病株，可根据情况剪除感染器官或整个植株，再用0.5%波尔多液或200 mg/L的农用链霉素喷洒，或用0.1%高锰酸钾溶液浸泡5分钟，洗净、晾干后再种植。

11. 花叶病

又称石斛坏死花叶病、黑条坏死病等。表现为叶脉间产生褐色的条斑，后呈条纹状花叶。花叶症状在新叶上明显，成熟的叶子上花叶色淡。病毒感染3周后，新芽会出现不规则的萎黄色斑点，并随着叶的长大而愈明显，进而发展成褐色或灰色的坏死斑。

防治方法：

及时清除病株、改善环境卫生、科学消毒，可用2％福尔马林和2％氢氧化钠水溶液喷洒，工具及环境消毒还可用164 g无水的或337 g含结晶水的磷酸钠加水100 ml自制消毒液，效果良好。

除此之外，栽培中还常会遇到一些非病原侵染引发的病症，如缺氮易引起叶色变黄，新芽生长既慢又小，但无萎缩现象发生；而低温则易引起花瓣基部变红等，凡遇此类现象发生，都应认真加以分析，找出原因，对症下药。

12. 铁锈病

本病也是石斛常见的病害，尤其在梅雨季节、温暖湿润时发生较多。初期叶片上出现褪绿斑点，以后发展成铁锈色的夏孢子堆，破裂后散出黄褐色粉状夏孢子，严重时叶片枯萎死亡。

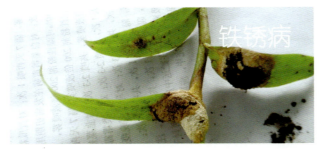
铁锈病

防治方法：

及时清除病叶，发病初期用40％灭病威300倍液或25％三唑酮乳油1 500倍液喷洒。

六、虫害防治

石斛的虫害不严重，目前发现的主要害虫有：

1. 菲盾蚊

本害虫寄生于石斛植株叶片边缘或叶的背面，吸取汁液，引起植株叶片枯萎，严重时造成整个植株枯黄死亡。同时还可引发煤污病。

防治方法：

本害虫5月下旬是孵化盛期，以40％乐果乳油1 000倍液或1～3度石硫合剂喷洒效果较好。已成盾壳但量少者，可采取剪除老枝叶片集中烧毁或捻死的办法进行防治。用生物农药海正灭虫灵4 000倍液喷雾杀灭或集中有盾壳老枝集中烧毁。

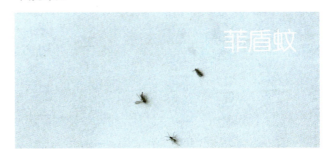
菲盾蚊

2. 蜗牛

本害虫主要躲藏在叶背面啃吃叶肉或咬食危害花瓣。该虫害年内可多次发生，一旦发生，危害极大，常常于一个晚上就能将整个植株吃得面目全非。

防治方法：

用麸皮拌敌百虫，撒在蜗牛经常活动的地方进行毒饵诱杀；在栽培床及周边环境撒生石灰、饱和食盐水；注意栽培场所的清洁卫生，枯枝败叶要及时清除出场外。

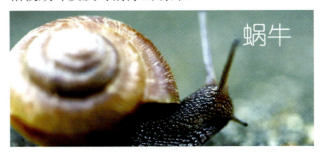
蜗牛

3. 介壳虫

本害虫是石斛最常见的害虫。由于种植大棚内长期干燥、通风差或空气湿度不够所引起，通常危害叶背、叶腋和假鳞茎基部。介壳虫刺吸汁液，使叶片变黄，枝梢枯萎，诱发煤污病，严重时造成整株死亡。

防治方法：

注意通风，石斛盆栽摆放不宜过密，发现少量介壳虫时可用软牙刷擦落并集中烧毁或捻死，或用速灭松乳剂800倍液喷洒，每半月喷1次。

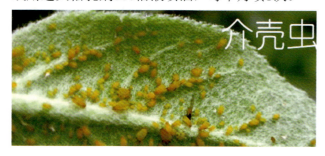

4. 红蜘蛛

本虫害常在气温高、干燥时发生。被害叶片汁液被吸之后，形成皱纹状的白斑，受害严重时石斛呈灰色，植株衰弱，叶片下垂。

防治方法：

改善通风环境。因为红蜘蛛怕水，经常给叶面喷水可减轻发生。危害初期可用2％农螨丹1 000倍液喷洒，注意各种杀螨剂的交替使用，以减少红蜘蛛的抗药性。

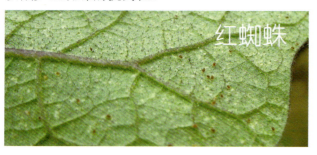

5. 蚜虫

本虫害常在梅雨季节发生，主要危害石斛的幼嫩新芽。蚜虫聚集在嫩芽上吸取汁液，使新芽变形直至枯萎。

防治方法：

改善栽培环境，加强通风。大面积发生时用25％灭蚜灵乳油800倍液，或50％灭蚜松乳油1 000倍液喷洒。

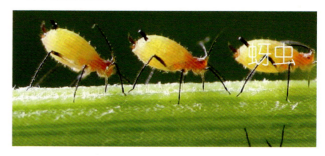

6. 东风螺

本螺又叫褐云玛瑙螺，和蜗牛一样，在夜间出来活动，咬食石斛的新芽和嫩根，影响石斛正常生长。

防治方法：

晚上用手电照明进行人工捕捉，或用玉米粉与3.3％蜗牛敌，傍晚施于石斛苗圃进行诱杀。

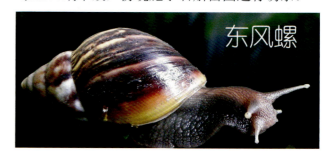

7. 蛞蝓

蛞蝓俗称鼻涕虫，为温室大棚内石斛、花卉等植物上常出现的一种害虫，危害石斛及各

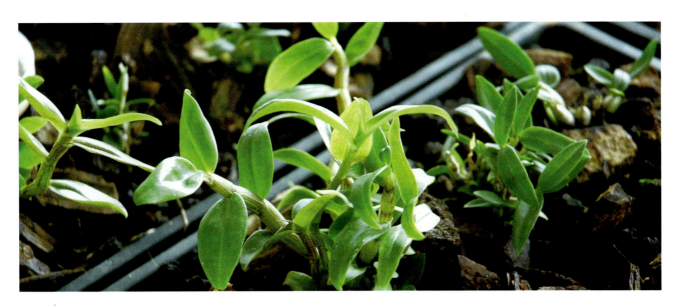

种花卉，影响其生长和观赏。受害率一般为5％～10％，严重的达到30％。

防治方法：

有两种，一种是用浓盐水喷洒地面驱除成虫，一种是用米糠或豆饼加入2％砷酸钙或2％砷酸铝制成毒饵诱杀。对室外的阴沟、下水道等地方进行消毒，可用6％的灭达进行处理。

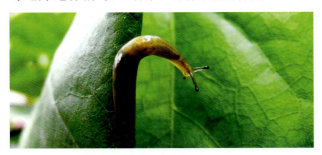

七、探索生物防治方法

生物农药包括植物源农药、微生物农药、抗生素和生物化学农药。使用生物农药既可有效地防治病虫害，又不杀伤天敌，病原菌和害虫不易产生抗性，对人、畜无毒，有利于发展绿色、有机石斛，使石斛顺利地走向国际市场，达到可持续发展道路的目的。不断探索合理的种植管理模式。在实践中发现，有农户将鸡散养在大棚内苗床下，能大幅减少蜗牛、蚂蚁等虫害的发生。清除苗床下的杂草、撒生石灰，能有效防治蚂蚁和蜗牛等。

八、石斛生产禁止使用的农药

禁用的农药有六六六、滴滴涕、毒杀粉、二溴氯丙烷、杀虫脒、二溴乙烷、除草醚、艾氏剂、狄氏剂、砷类、铅类、敌枯双、氟乙酰胺、甘氟、毒鼠强、氟乙酸钠、毒鼠硅、甲胺磷、甲基对硫磷、对硫磷、久效磷、磷胺、甲拌磷、甲基异柳磷、特丁硫磷、甲基硫环磷、治螟磷、内吸磷、克百威、涕灭威、灭线磷、硫环磷、蝇毒磷、地虫硫磷、氯唑磷、苯线磷、水胺硫磷、灭多威等高毒、高残留农药。

（注：资料来源于《中华人民共和国农业部公告2002年第194号和199号》）

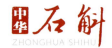

中国药用石斛标准

■ 中国中药协会石斛专业委员会

石斛是重要的中药材，为规范指导中国石斛的生产，促进这一新兴产业的发展，特制定《中国药用石斛标准》，以规范石斛行业。

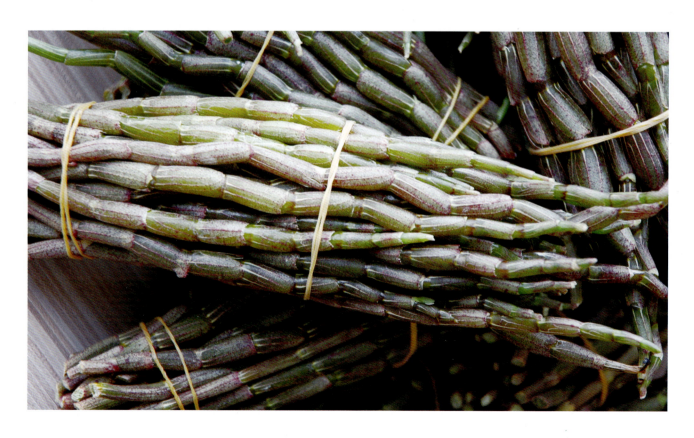

第一部分 产地环境

一、绿色食品铁皮石斛

1 范围

本部分规定了绿色食品铁皮石斛的定义、产地选择要求、产地空气、土壤、灌溉水等环境质量的要求、试验采样等检测方法。

本部分适用于绿色食品铁皮石斛产地的选择和基地建立。

2 规范性引用文件

下列文件中的条款通过本部分的引用而成为本部分的条款。凡是注日期的引用文件，其随后所有的修改单（不包括勘误的内容）或修订版均不适用于本部分，但鼓励根据本部分达成协议的各方研究是否可使用这些文件的最新版本。凡是不注日期的引用文件，其最新版本适用于本部分。

GB/T 5750　　　　（所有部分）　生活饮用水标准检验法

GB/T 6920　　　　水质　pH值的测定　玻璃电极法

GB/T 7467　　　　水质　六价铬的测定　二苯碳酰二肼分光光度法

GB/T 7468　　　　水质　总汞的测定　冷原子吸收分光光度法

GB/T 7475　　　　水质　铜、锌、铅、镉的测定　原子吸收分光光度法

GB/T 7484　　　　水质　氟化物的测定　离子选择电极法

GB/T 7485　　　　水质　总砷的测定　二乙基二硫代氨基甲酸银分光光度法

GB/T 7487　　　　水质　氰化物的测定　第二部分　氰化物的测定

GB/T 7490　　　　水质　挥发酚的测定　蒸馏后4-氨基安替比林分光光度法

GB/T 8170　　　　数值修约规则

GB/T 11914　　　水质　化学需氧量的测定　重铬酸盐法

GB/T 14550　　　土壤中六六六和滴滴涕测定的气相色谱法

GB/T 15262　　　环境空气　二氧化硫的测定　甲醛吸收—副玫瑰苯胺分光光度法

GB/T 15432　　　环境空气　总悬浮颗粒物的测定　重量法

GB/T 15434　　　环境空气　氟化物的测定　滤膜·氟离子选择电极法

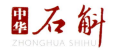

GB/T 16488	水质　石油类和动植物油的测定　红外光度法
GB/T 17134	土壤质量　总砷的测定　二乙基二硫代氨基甲酸银分光光度法
GB/T 17136	土壤质量　总汞的测定　冷原子吸收分光光度法
GB/T 17137	土壤质量　总铬的测定　火焰原子吸收分光光度法
GB/T 17138	土壤质量　铜、锌的测定　火焰原子吸收分光光度法
GB/T 17141	土壤质量　铅、镉的测定　石墨炉原子吸收分光光度法
NY/T 395	农田土壤环境质量监测技术规范
NY/T 396	农用水源环境质量监测技术规范
NY/T 397	农区环境空气质量监测技术规范
DB 33/635.4－2007	绿色食品铁皮石斛　第七部分　安全质量要求

3　术语和定义

下列术语和定义适用于本部分。

绿色食品铁皮石斛　在绿色食品标准生产环境条件下，按特定的生产方式生产，其农药残留、重金属等限量指标均符合DB 33/635.4－2007规定的绿色食品铁皮石斛。

4　环境质量要求

4.1　大气环境质量

绿色食品铁皮石斛产地大气中污染物的含量应符合表1-1要求。

表1-1　大气污染物浓度二级标准限值空气质量指标

项　　目		二级指标	
		日平均	1小时平均
总悬浮颗粒物（TSP）（标准状态），mg/m^3	≤	0.3	－
二氧化硫（SO_2）（标准状态），mg/m^3	≤	0.15	0.5
氮氧化物（NO_x）（标准状态），mg/m^3	≤	0.1	0.15
氟化物（F）（标准状态），$\mu g/m^3$	≤	7	20
铅（Pb）（标准状态），$\mu g/m^3$	≤	季平均 1.50	

注：标准状态是指温度为273 K，压力为101.325 kPa时的状态。日平均指任何一日的平均浓度，
　　1小时平均指任何1小时的平均浓度，季平均指任何一季的日平均浓度的算术均值。

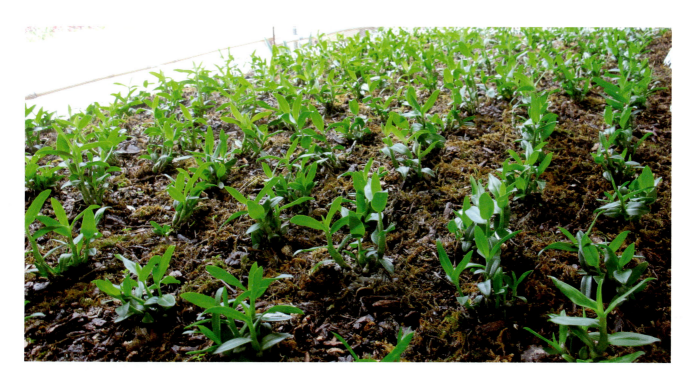

4.2 土壤环境质量

绿色食品铁皮石斛产地土壤环境质量应符合表1-2要求。

表1-2 土壤环境质量指标

项 目		指 标	
		pH<6.5	pH6.5 ~ 7.5
总汞，mg/kg	≤	0.3	0.5
总砷，mg/kg	≤	40	30
总铅，mg/kg	≤	250	300
总镉，mg/kg	≤	0.3	0.6
总铬，mg/kg	≤	150	200
六六六，mg/kg	≤	0.5	0.5
滴滴涕，mg/kg	≤	0.5	0.5

注：本表所列除六六六、滴滴涕外，其余各含量限值适用于阳离子交换量 > 5 mmol/kg 的土壤，
　　若 ≤ 5 mmol/kg，其标准值为表内数值的半数 。

4.3 农田灌溉水质量

绿色食品铁皮石斛产地灌溉水中各项污染物含量应符合表1-3要求。

表 1-3　农田灌溉水质标准

项　　　目		指　　　标
pH 值		5.5 ~ 7.5
总汞 /(mg/L)	≤	0.001
总镉 /(mg/L)	≤	0.005
总砷 /(mg/L)	≤	0.05
铬（六价）/(mg/L)	≤	0.1
总铅 /(mg/L)	≤	0.1
总铜 /(mg/L)	≤	1.0
氟化物 /(mg/L)	≤	3.0
氰化物 /(mg/L)	≤	0.5
挥发酚 /(mg/L)	≤	1.0
石油类 /(mg/L)	≤	10
粪大肠菌群数，个 /L	≤	10 000

5　产地选择要求

5.1　产地

绿色食品铁皮石斛产地，应选择距离交通主干道100 m以外的生态环境良好、不受污染源影响或污染源限量控制在允许范围内，并具有可持续生产能力的生产区域。

5.2　环境

绿色食品铁皮石斛产地环境质量要求必须符合本标准1.4项的规定。

5.3　标志

绿色食品铁皮石斛产地应设立明显的标志，标明范围及防污警示。

6 检测方法

6.1 环境空气质量

6.1.1 总悬浮颗粒物的测定

按GB/T 15432的规定执行。

6.1.2 氟化物的测定

按GB/T 15434的规定执行。

6.1.3 二氧化硫的测定

按GB/T 15262的规定执行。

6.1.4 铅的测定

按GB/T 15264规定执行。

6.2 土壤环境质量

6.2.1 总砷的测定

按GB/T 17134的规定执行。

6.2.2 总汞的测定

按GB/T 17136的规定执行。

6.2.3 总铬的测定

按GB/T 17137的规定执行。

6.2.4 总铜的测定

按GB/T 17138的规定执行。

6.2.5 总铅、总镉的测定

按GB/T 17141的规定执行。

6.2.6 六六六和滴滴涕的测定

按GB/T 14550的规定执行。

6.3 农田灌溉水质量

6.3.1 pH值的测定

按GB/T 6920的规定执行。

6.3.2 化学需氧量的测定

按GB/T 11914的规定执行。

6.3.3 总汞的测定

按GB/T 7468的规定执行。

6.3.4 总砷的测定

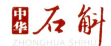

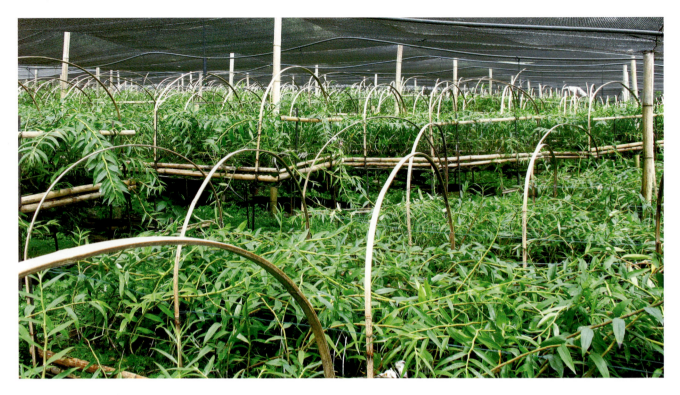

按GB/T 7485的规定执行。

6.3.5 总铜的测定

按GB/T 7475的规定执行。

6.3.6 总铅、总镉的测定

按GB/T 7475的规定执行。

6.3.7 六价铬的测定

按GB/T 7467的规定执行。

6.3.8 氰化物的测定

按GB/T 7487的规定执行。

6.3.9 氟化物的测定

按GB/T 7484的规定执行。

6.3.10 石油类的测定

按GB/T 16488的规定执行。

6.3.11 挥发酚的测定

按GB/T 7490的规定执行。

6.3.12 粪大肠菌群数的测定

按GB/T 5750的规定执行。

6.4 采样方法

6.4.1 环境空气质量的监测采样方法按NY/T 397的规定执行。

6.4.2 灌溉水质量的监测采样方法按NY/T 396的规定执行。

6.4.3 土壤环境质量的监测采样方法按NY/T 395的规定执行。

6.5 数值修约

6.5.1 按照GB/T 8170的规定进行。

二、绿色食品齿瓣石斛

1 范围

本部分规定了绿色食品齿瓣石斛的产地环境条件及检测方法。

本部分适用于绿色食品齿瓣石斛产地的选择和基地建设。

2 规范性引用文件

下列文件中的条款通过本部分的引用而成为本标准的条款。凡是注日期的引用文件，其随后所有的修改单（不包括勘误的内容）或修订版均不适用于本标准，但鼓励根据本部分达成协议的各方研究是否可使用这些文件的最新版本。凡是不注日期的引用文件，其最新版本适用于本部分。

GB 5084　农田灌溉水质标准

GB/T 8170　数值修约规则

GB/T 15262　环境空气 二氧化硫的测定 甲醛吸收—副玫瑰苯胺分光光度法

GB/T 15264　环境空气 铅的测定 火焰原子吸收分光光度法

GB/T 15432　环境空气 总悬浮颗粒物的测定 重量法

GB/T 15434　环境空气 氟化物的测定 滤膜·氟离子选择电极法

GB/T 15436　环境空气 氮氧化物的测定 Saltzman法

NY/T 396　农用水源环境质量监测技术规范

NY/T 397　农区环境空气质量监测技术规范

3 产地环境条件

3.1 地理环境

3.1.1 空气

平均湿度60％～85％，清新、湿润、无有毒有害气体污染。

3.1.2 水质

pH值6～7，无有毒有害物质污染的清洁水。

3.1.3 坡向

光照较充足、通风向阳的向阳坡、半阳坡。

3.2 大气质量

绿色食品齿瓣石斛产地大气中污染物的含量应符合表1-4的要求。

表1-4 大气污染物浓度二级标准限值空气质量指标

项　　　目		二级指标	
		日平均	1 小时平均
总悬浮颗粒物（TSP）（标准状态），mg/m³	≤	0.3	–
二氧化硫（SO_2）（标准状态），mg/m³	≤	0.15	0.5
氮氧化物（NO_x）（标准状态），mg/m³	≤	0.1	0.15
氟化物（F）（标准状态），μg/m³	≤	7	20
铅（Pb）（标准状态），μg/m³	≤	季平均 1.50	

注：标准状态是指温度为 273 K，压力为 101.325 kPa 时的状态。日平均指任何一日的平均浓度，1 小时平均指任何 1 小时的平均浓度，季平均指任何一季的日平均浓度的算术均值。

3.3 用水质量

绿色食品齿瓣石斛用水质量应符合GB 5084的规定。

3.4 气象要素

3.4.1 气温

年平均气温12～21 ℃，极端最高气温不超过32 ℃，极端最低气温不低于-2 ℃，无霜期(200～300 天)/年。

3.4.2 降雨量

年降雨量1 000～2 800 mm,冬季少雨干旱,夏季高温多湿。

3.4.3 光照

遮阴度65％～85％，光照度3 000～5 000 lx。

3.5 适宜区、次适宜区划分

绿色食品齿瓣石斛适宜区、次适宜区划分见表1-5。

表 1-5　齿瓣石斛适宜区、次适宜区划分

项　目	指　标	
	适宜区	次适宜区
年平均气温	16 ~ 20 ℃	12 ~ 18 ℃
年降雨量	1 400 ~ 2 200 mm	1 000 ~ 1 400 mm
光照度	3 500 ~ 4 500 lx	3 000 ~ 3 500 lx 和 4 500 ~ 5 000 lx

4　检测方法

4.1　大气质量
4.1.1　总悬浮颗粒物的测定
按GB/T 15432的规定执行。
4.1.2　二氧化硫的测定
按GB/T 15262的规定执行。
4.1.3　氮氧化物的测定
按GB/T 15436的规定执行。
4.1.4　氟化物的测定
按GB/T 15434的规定执行。
4.1.5　铅的测定
按GB/T 15264的规定执行。
4.2　用水质量
绿色食品齿瓣石斛用水质量检测按GB5084的规定执行。
4.3　采样方法
4.3.1　环境空气质量的监测采样方法按NY/T 397的规定执行。
4.3.2　灌溉水质量的监测采样方法按NY/T 396的规定执行。

主要参与研究和起草人员：

杨明志　冯德强　肖　潇　童亚丽　王见红　罗太进

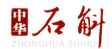

第二部分 铁皮石斛种子、种苗

1 范围

本部分规定了绿色食品铁皮石斛种子、种苗的获得、质量、出苗、检验方法、规则、标签、包装、贮运及假植等要求。

本部分适用于设施培育的绿色食品铁皮石斛种子、种苗。

2 规范性引用文件

下列文件中的条款通过本部分的引用而构成本部分的条款。凡是注日期的引用文件，其随后所有的修改单（不包括勘误的内容）或修订版均不适用于本部分。但鼓励根据本部分达成协议的各方研究是否可使用这些文件的最新版本。凡是不注日期的引用文件，其最新版本适用于本部分。

GB/T 3543.2　　农作物种子检验规程 扦样

GB 15569　　农业植物调运检疫规程

3 术语和定义

3.1 实生苗

采用石斛种子，在组培室或自然环境下萌发生长得到的种苗。

3.2 原球茎

组织培养中由根、茎、芽或其他组织器官脱分化形成的细胞团。

3.3 不定芽

凡从叶、根、茎节间等通常不形成芽的部位生出的芽。

3.4 丛

石斛组培苗、驯化苗计量单位。石斛具有共生性，多株丛生在一起，每丛≥3株。

3.5 炼苗

将石斛组培瓶苗从无菌温室移到大棚等仿自然环境，进行一定时间的锻炼，使其逐步适应大棚生长环境，以提高移栽成活率。

3.6 驯化苗

将石斛组培瓶苗栽培到大棚内基质上进行人工管理，经过3～5个月生长，种苗生长健壮，完

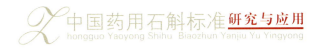

全适应大棚生长环境，然后再进行第二次移栽，这种石斛苗叫驯化苗。

4 要求

4.1 种子获得

4.1.1 原植物应该符合《中国高等植物图谱》收载的兰科植物铁皮石斛(又名黑节草*Dendrobium candidum* Wall. ex Lindl.)的植物特征，经过鉴定确认。

4.1.2 留种地方圆1km内无其他种类石斛。

4.1.3 留种株应该选择特性符合《中国高等植物图谱》，生长健壮的植株。

4.1.4 在6月份盛花期进行授粉，母本在授粉后立即摘除唇瓣，及时挂牌标志。

4.1.5 授粉当年10月份以后，蒴果开始转黄时，选择饱满的果实连茎一起采收。

4.2 播种和保存

4.2.1 采收的蒴果经后熟，采用70％～75％酒精或1％次氯酸钠消毒10秒钟后进行无菌播种。

4.2.2 剩余的蒴果保存在4 ℃冰箱中。

4.3 组培育苗

4.3.1 叶片质量

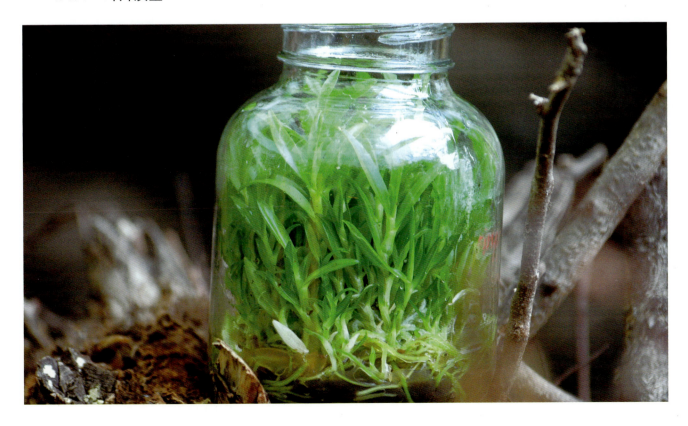

质地厚实、浓绿、无黄化、少灼伤。

4.3.2　原苗高、粗

合格苗：主茎高 ≥ 2.5 cm，茎粗（中部测量）≥ 0.2 cm。

优质苗：主茎高 ≥ 5 cm，茎粗（中部测量）≥ 0.3 cm。

4.3.3　苗株数

≥ 3 株 / 丛。

4.3.4　根系

≥ 3 根 / 株，根长平均不短于 3 cm（每瓶）。

4.3.5　污染情况

瓶内无杂菌污染，无原球菌。

4.3.6　生根炼苗时间

1 万～ 1.5 万 lx 光照下炼足 2.5 ～ 3 个月。

4.3.7　叶片

叶片长势均匀、大小均匀、无变异。

4.3.8　整体外观

苗体壮实，根系发达，苗色浓绿，具蘖芽，均匀度、饱满度好。

4.3.9　繁育代数

实生苗 6 ～ 8 代。

4.4　出苗

4.4.1　组培苗须小心取出，经清水充分冲洗后，晾干至根部发白。

4.4.2　栽培前要用 0.3％高锰酸钾液泡根 20 分钟。

4.4.3　如作为商品用苗，应出具检验证书，贴上合格标签。

5　驯化苗

5.1　驯化苗周期

正常季节 3 个月，冬季、酷暑休眠季节 5 个月。

5.2　整体表现

每丛苗均匀度基本一致。

5.3　苗高、粗

合格苗：主茎高 ≥ 2.5 cm，茎粗（中部测量）≥ 0.2 cm。

优质苗：主茎高 ≥ 5 cm，茎粗（中部测量）≥ 0.3 cm。

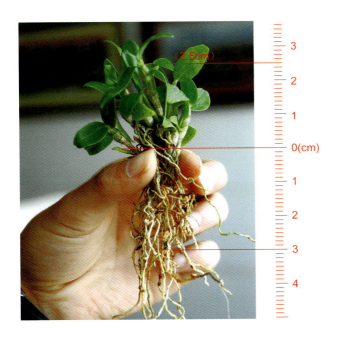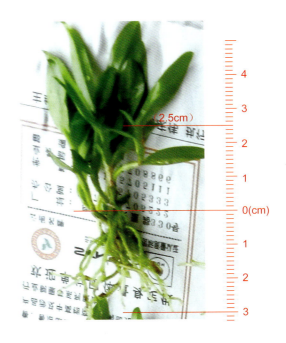

5.4 苗色

叶片浓绿色，冬季有少量出现黄色。

5.5 苗株数

≥ 3 株 / 丛。

5.6 根系

≥ 3 根 / 株，根长平均不短于 3 cm（每丛）。

根系发达，新根具备粗、硬、白特征，发育良好。

5.7 整株特征

长势良好旺盛。

6 标签、包装

6.1 标签

每批苗应挂有标签，标明品种、生产单位、苗龄（实生苗或原球茎诱导苗）、等级、数量、出苗日期、批号、标准号、苗木检验证书号等。

6.2 包装

铁皮石斛苗在经过处理后，单层直立放置在塑料筐或纸箱中，包装箱应该结实牢固并设有 透气孔，装箱后附上标签。

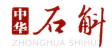

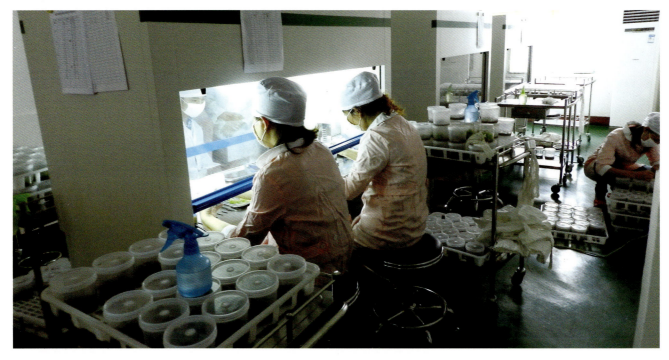

全适应大棚生长环境，然后再进行第二次移栽，这种石斛苗叫驯化苗。

4　要求

4.1　种子获得

4.1.1　原植物应该符合《中国植物志》收载的兰科植物齿瓣石斛（*Dendrobium devonianum* Paxt）的植物特征，经过鉴定确认。

4.1.2　留种地方圆 1 km 内无其他种类石斛。

4.1.3　留种株应该选择品种特性纯正、生长健壮的植株。

4.1.4　在 6 月份盛花期进行授粉，母本在授粉后立即摘除唇瓣，及时挂牌标志。

4.1.5　授粉当年 10 月份以后，蒴果开始转黄时，选择饱满的果实连茎一起采收。

4.2　种子处理

采收的蒴果应保存于 4 ℃的冰箱中，用 70%～75%酒精或 1%次氯酸钠消毒 10 秒钟后进行无菌播种。

4.3　组培育苗

4.3.1　叶片质量

质地厚实、浓绿、无黄花、少灼伤。

4.3.2　原苗高、粗

合格苗：主茎高≥ 3.5 cm，茎粗（中部测量）≥ 0.2 cm。

优质苗：主茎高≥ 6 cm，茎粗（中部测量）≥ 0.3 cm。

4.3.3 苗株数

≥ 3 株／丛。

4.3.4 根系

≥ 3 根／株，根长平均不短于 3 cm（每瓶）。

4.3.5 污染情况

瓶内无杂菌污染，无原球菌。

4.3.6 生根晒苗时间

1 万～ 1.5 万 lx 光照下炼足 2.5 ～ 3 个月。

4.3.7 生根瓶苗炼苗时间

1 万～ 1.5 万光照下炼足 15 天。

4.3.8 叶片

叶片长势均匀、大小均匀、无变异。

4.3.9 整体外观

苗体壮实，根系发达，苗色浓绿，具蘖芽，均匀度、饱满度好。

4.3.10 繁育代数

实生苗 6 ～ 8 代。

4.4 出苗

4.4.1 组培苗须小心取出，经清水充分冲洗后，晾干至根部发白。

4.4.2 栽培前要用 0.3％高锰酸钾液泡根 20 分钟。

4.4.3 如作为商品用苗，应出具检验证书，贴上合格标签。

5 驯化苗

5.1 驯化苗周期

正常季节 3 个月，冬季、酷暑休眠季节 5 个月。

5.2 整体表现

每丛苗均匀度基本一致。

5.3 苗高、粗

合格苗：主茎高≥ 3.5 cm，茎粗（中部测量）≥ 0.2 cm。

优质苗：主茎高≥ 6 cm，茎粗（中部测量）≥ 0.3 cm。

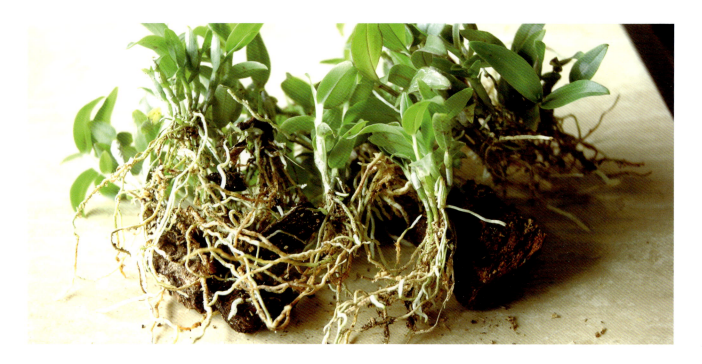

5.4　苗色

叶片浓绿色，冬季有少量出现黄色。

5.5　苗株数

≥ 3 株／丛。

5.6　根系

≥ 3 根／株，根长平均不短于 3 cm（每丛）。

根系发达，新根具备粗、硬、白特征，发育良好。

5.7　整株特征

长势良好旺盛。

6　标签、包装

6.1　标签

每批苗应挂有标签，标明品种、生产单位、苗龄（实生苗或原球茎诱导苗）、等级、数量、出苗日期、批号、标准号、苗木检验证书号等。

6.2　包装

齿瓣石斛苗在经过处理后，单层直立放置在塑料筐或纸箱中，包装箱应该结实、牢固并设有透气孔，装箱后附上标签。

7　检验方法

7.1　外观
采用目测、计数方法进行。

7.2　长度、直径
长度用分度值 1 mm 的直尺测量，直径用游标卡尺测量。

8　检验规则

8.1　交收检验
每批产品交收前，生产单位都要进行交收检验。交收检验内容包括苗的质量、标志和包装。检验合格并附合格证后方可验收。

8.2　组批规则
同一生产单位、同一品种、同一包装日期的种苗作为一个检验批次。

8.3　抽样
扦样执行 GB/T 3543.2 标准。

8.4　判定规则
若检验结果符合本标准 4.4 项指标要求，则判定该批种苗为合格苗或优质苗。若检验结果不符合本标准 4.4 项指标要求的，允许对不合格项目重新取样复测，复测仍有一项不合格的，则判定该批产品为不合格。

9　检疫、运输

9.1　检疫检验
按 GB 15569 规定进行检验，跨县级行政区域调运齿瓣石斛苗应按有关规定办理出运手续，并应附有植物检疫证书。

9.2　运输
装运的车厢应该有空调，温度调节至 25 ℃，不低于 5 ℃，到目的地后应立即进行种植或假植。

主要参与研究和起草人员：

杨明志	张　川	张治国	冯德强	杨宝明	廖　欣	刘家保	潘俊宇	卢绍基	权　恒	刘子建
陈文碧	潘大仁	黄瑞平	陈菁瑛	王见红	罗太进					

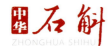

第四部分　铁皮石斛生产技术规程

1　范围

铁皮石斛生产技术规程（以下简称"本规程"）系遵照我国《中药材生产质量管理规范（试行）》（以下简称"中药材GAP"）的有关规定要求，提出绿色食品铁皮石斛规范化种植与生产基地的种植场地选择，种植基质，种子及种苗，光、热、水、肥管理，病虫害防治，采收，初加工和建立生产管理，质量管理，文件档案管理等生产技术标准要求，以作为绿色食品铁皮石斛生产技术的规程。

本规程适用于绿色食品铁皮石斛规范化种植及其生产基地建设。

2　规范性引用文件

下列文件中的条款通过本部分的引用而成为本规程的条款。凡是注日期的引用文件，其随后所有的修改单（不包括勘误的内容）或修订版均不适用于本规程，但鼓励根据本部分达成协议的各方研究是否可使用这些文件的最新版本。凡是不注日期的引用文件，其最新版本适用于本部分。

GB 3095-1996　　大气环境质量标准

GB 5084-1992　　农田灌溉水质标准

GB 3838-1988　　地面水环境质量标准

GB 15628-1995　土壤环境质量标准

GB 4285-1989　　农药安全使用标准

NY/T 393-2000　生产绿色食品的农药使用准则

NY/T 394-2000　生产绿色食品的肥料使用准则

食品药品监督管理局《中药材生产质量管理规范（GAP）》（试行）

《中华人民共和国药典》（2010年版一部）

中华人民共和国对外贸易经济合作部 WM/T　2-2004《药用植物及制剂进出口绿色行业标准》

3　种植场地选择与生产基地建设

绿色食品铁皮石斛人工种植场地的选择，应根据铁皮石斛的生长习性和中药材GAP要求，按产地适宜优化原则，因地制宜、合理布局，选定生产区域和规范化生产基地建设。

3.1　基地环境质量检（监）测与评价

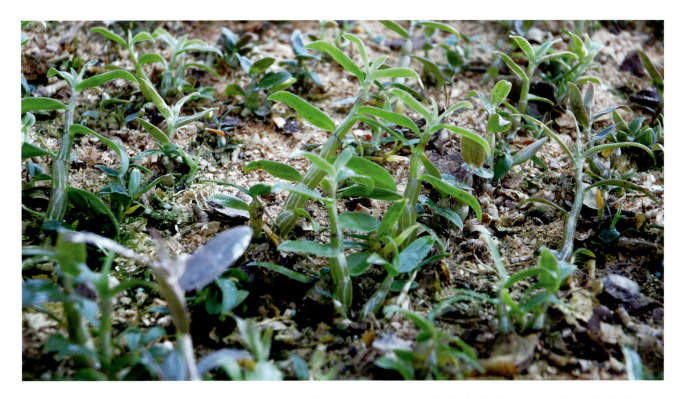

绿色食品铁皮石斛种植基地必须有良好的生态环境条件。按照中药材 GAP 要求，种植基地的大气环境质量应达到大气环境质量标准 GB 3095-1996 二级以上标准；灌溉水质量应达到农田灌溉水质标准 GB 5084-1992 二级以上标准；土壤质量应达到土壤环境质量标准 GB 15618-1995 二级以上标准。

铁皮石斛种植基地周围 5 km 内无污染源，无"三废"污染。距主干公路 100 m 以上。交通便利，社会环境良好等。

3.2 立地条件

四周开阔、光照充足、通风良好，地势较为平坦，自然落差在千分之五至十之间。地下水位 0.5 m 以下。

3.3 水利条件

有可提供灌溉的水源，能达到旱时不断水，雨时不积水。场地内建有水池（水塘）、进水渠道及排水渠道等设施。

3.4 土壤条件

绿色食品铁皮石斛不直接种植在地表，一般采取地面铺设种植基质或搭建种植床覆盖基质栽种；其基质层才是铁皮石斛根系的生长层。铁皮石斛种植基质要求富含有机质，pH 值为 5.5～6.5，透气、疏水性好。

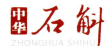

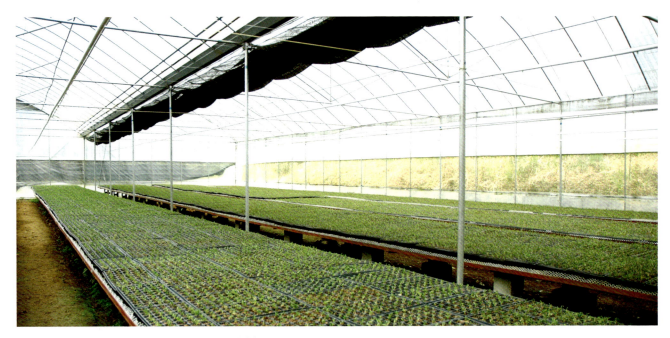

4.7　光照、湿度、温度调控管理

根据铁皮石斛生长习性,结合生产基地条件,通过棚膜及遮阳网的揭盖、喷(微)灌等措施与管理,人为合理调节光照、温度、湿度,促进铁皮石斛生长发育。

4.7.1　冬春季节(11月～次年4月)调控管理

遮去30％～50％的光照。春季通风降湿,冬季保温,温度尽量保持在5 ℃以上。种植基质应保持湿润,切忌过湿。空气湿度保持在40％～60％。

4.7.2　夏秋季节(5～10月)调控管理

遮去60％～70％的光照,结合通风、增湿(微喷或微灌)与降温,棚内气温控制在35 ℃以下(切勿超过40 ℃)。种植基质忌干燥,在不积水的前提下保持湿润。空气相对湿度保持在80％左右。

4.8　施肥

铁皮石斛的生长发育,需要肥料供给。合理施肥能促进其植株生长、改善品质和提高产量。施肥应以有机肥料为主,适当配施无机肥。并根据铁皮石斛不同生长阶段对肥料的需求特点,科学合理搭配施用肥料的种类、数量,有针对性施用肥料。

4.8.1　禁止使用的肥料

禁止使用未经国家或省级农业部门登记的化肥或生物肥料。

禁止使用未腐熟的有机肥。严禁施用城市生活垃圾、工业垃圾及医院垃圾和粪便。

4.8.2　可施用的肥料

4.8.2.1　有机肥:堆肥等。堆肥必须经堆制发酵、高温灭菌达到无害化后使用。

4.8.2.2　无机肥:钙镁磷肥、氮磷钾复合肥等。

4.8.3. 施肥方法

4.8.3.1 基肥：在铁皮石斛种植前，基肥与种植基质材料应充分拌和施入。

4.8.3.2 追肥：在铁皮石斛移栽成活后，当年 5 ～ 10 月，应结合喷（微）灌施入 0.05％氮磷钾（15，15，15）复合肥营养液，30 天一次，每次折合复合肥 0.2 kg/ 亩。

第 2 年至第 5 年的 3 ～ 10 月，结合喷灌施入 0.1％氮磷钾（15，15，15）复合肥营养液，每 30 天一次，每次折合复合肥 0.4 kg/ 亩。

5 病虫害防治

5.1 病虫害防治原则

贯彻预防为主，综合防治的植保总方针。以农业防治为基础，通过培育壮苗、合理种植管理等农艺措施的综合运用，促进铁皮石斛植株生长健壮，增强抗病虫害能力。并应合理运用生物防治、物理防治、适量的化学防治等措施，经济、安全、有效控制病虫害，达到高产、优质、低成本和无公害的目的。

5.1.1 病虫害预测

加强病虫害的预测、预报，及时采取有效预防措施。

5.1.2 农业防治

加强田间管理。改善田间生态环境，经常疏通沟渠，雨后清沟，以利排水。加强通风，调节田间温湿度，抑制病虫害的滋生和蔓延。

合理施用肥料。适量施用氮、磷、钾肥，使铁皮石斛植株生长健壮，增加植株抗病能力。

清洁田园，搞好种植场地的环境卫生。在铁皮石斛生产过程中，应及时摘除病叶、清除病株，集中烧毁或深埋。拔除田间（边）杂草，减少病虫害寄生。

前作收获后，应将残根、落叶、杂物集中烧毁。如发现有经土壤传播的病虫害，应更换种植基质。

5.1.3 化学防治

合理选用农药。根据铁皮石斛有害生物的发生与危害实际对症用药，应根据防治对象、农药性能以及抗药性程度而选择最合适的农药施用。能挑治的不普治，并根据防治指标适期防治。

选用合理的施药器械和施药方法，最大限度地发挥药效。尽量减少农药使用次数和用药量，以减少对铁皮石斛药材和环境的污染。

在必须施用农药时，应严格按照《中华人民共和国农药管理条例》的规定，采用最小有效剂量选用高效、低毒、低残留量农药。其选用品种、使用次数、使用方法和安全间隔期，应按 GB 8321 的规定严格执行。具体施用时，可参照 GB 4285-1989 农药安全使用标准及 NY/T 393-2000 生产绿色食品的农药使用准则。

在绿色食品铁皮石斛种植过程中，严禁使用各类激素、生长素、除草剂和高毒、剧毒、高残留农药（见附件三）。在遮阳条件下，如毒死蜱（乐斯本）等农药分解比较缓慢，亦不能使用。

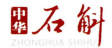

6 采收与初加工

6.1 采收时间和方法

铁皮石斛适宜采收时间为 11 月至翌年 3 月。采收方式一般有采旧留新和全草采收两种方式；若实行采旧留新的，宜采收 18 个月以上生长期的地上部分植株。

6.2 鲜品分级

按照第五部分铁皮石斛鲜条（鲜茎）标准进行分级。

6.3 验收与鲜品贮藏

铁皮石斛采收后，应及时除去杂质，剪去部分须根；称量；取样依法检测水分、多糖等。并应符合《中华人民共和国药典》（2010 年版一部）铁皮石斛项下规定的质量标准要求；对不符合质量标准的产品，应及时处理，不得药用。

铁皮石斛鲜品，可置阴凉通风处，防冻贮藏。

6.4 烘干与干品贮存

铁皮石斛鲜品通过除杂、清洗后，切段、60 ℃以下低温烘干；称量；取样依法检测水分、多糖等。并应符合《中华人民共和国药典》（2010 年版一部）铁皮石斛项下规定的质量标准要求。对不符合质量标准的产品，应及时处理，不得药用。

铁皮石斛干品，应置于通风干燥处，防潮贮藏。

7 质量标准与检测

铁皮石斛药材，按《中华人民共和国药典》（2010 年版一部）铁皮石斛项下质量标准规定进行检测，并做好其质量追溯与监督服务工作。

铁皮石斛药材若供出口，尚应按照中华人民共和国对外贸易经济合作部 WM/T 2-2004 药用植物及制剂进出口绿色行业标准规定进行检测，并做好其质量追溯与监督服务工作。

8 生产管理、质量管理与文件管理

按照《中药材生产质量管理规范（GAP）》（试行）的规定要求，研究建立并进行铁皮石斛生产全过程的生产管理、质量管理与文件管理。

主要参与研究和起草人员：

杨明志　陈立钻　冉懋雄　叶其斌　张 川　肖 潇　虞伟康　陈 淬　高爱群　俞鸿翔　江仁辉
王振国　李立雷　周 军　胡勇军　刘宏源　朱建平　刘穗金

第五部分 铁皮石斛鲜条（鲜茎）

1 范围

鲜条是绿色食品铁皮石斛产品的一种形式，也是进行其他石斛加工及深加工的原料。必须贯彻有关食品的一些要求和标准。本标准包含的内容有感官指标、理化指标、重金属及有害物质指标、农药残留指标、检测方法和规则、包装、运输、储存、档案建立及管理等多个方面。

2 规范性引用文件

以下国家标准及技术通过本标准的引用成为本标准的一部分。它们的最新版本也适用于本标准。

《中华人民共和国药典》（2010 年版一部）

GB/T 5009.11　　食品中总砷及无机砷的测定

GB/T 5009.12　　食品中铅的测定

GB/T 5009.13　　食品中铜的测定

GB/T 5009.15　　食品中镉的测定

GB/T 5009.17　　食品中总汞及有机汞的测定

GB/T 5009.20　　食品中有机磷农药残留量的测定

GB/T 5009.102　 植物性食品辛硫磷农药残留量的测定

GB/T 5009.123　 食品中铬的测定

《保健食品化学及其检测技术》轻工业出版社，2000 年，何照范，张迪清著

《保健食品功效成分检测》轻工业出版社，2002 年，王光亚主编

3 术语和定义

3.1 鲜条

本品为兰科植物铁皮石斛 *Dendrobium officinale* Kimura et Migo 的新鲜茎。

有特殊加工要求需要的可保留少量根须及叶片。

3.2 封顶

石斛茎秆生长到一定阶段后，顶部两叶片之间不再冒新芽，称封顶。

3.3 白条

石斛茎秆封顶三个月后，表皮纤维全部变成白色，这是石斛成熟标志。

4 感官标准及外观

4.1 形状

圆柱形，横断面圆形，节明显，节间微胖，节间长 1.3 ～ 3.0 cm，一般不分枝；茎中段直径为 3 ～ 8 mm，有包茎的叶鞘，叶及叶鞘为互生，叶鞘有纵向纹条；由于铁皮石斛种内的来源地不同形成了不同的变异。本品的新鲜叶及包着叶鞘的茎秆鲜时颜色呈绿色，或带有紫色斑点，或呈紫色，表面较干时叶鞘颜色变浅或呈灰白色；茎秆总长度 5 ～ 35 cm。

铁皮石斛因来源地不同形成的多个种内变异，涉及在植株形态、叶形叶色、茎秆颜色、长短粗细、节间粗细、纤维含量、多糖含量等方面的差异。

4.2 色泽

叶鞘包裹的鲜条多呈叶鞘的颜色，剥开叶鞘，茎多呈绿色或呈紫色，节间色较深。

4.3 气味及味道

外表无气味或略带青草气味。嚼之有青草气味，味道淡或微甜；嚼之初有滑腻感及黏稠感，继有浓稠黏滞感。

4.4 显微鉴别及理化鉴别

4.4.1 本品横切面：表皮细胞 1 列，扁平，外壁及侧壁稍增厚、微木化，外被绿色角质层，有的外层可见无色或紫色的薄壁细胞组成的叶鞘层。基本薄壁细胞多角形，大小相似，期间散在着较多维管束，略排成 4 ～ 5 圈，维管束外韧型，外围排列有厚壁的纤维束，有的外侧小型薄壁细胞中含有硅质块。含草酸钙叶晶束的黏液细胞多见于近表皮处。

4.4.2 取本品烘干的粉末 1 g，加甲醇 50 ml，超声处理 30 分钟，滤过，滤液蒸干，残渣加水 15 ml 使溶解，用石油醚（60 ～ 90 ℃）洗涤 2 次，每次 20 ml，弃去石油醚液，水液用乙酸乙酯洗涤 2 次，每次 20 ml，弃去洗液，用水饱和的正丁醇振摇提取 2 次，每次 20 ml，合并正丁醇液，蒸干，残渣加甲醇 1 ml 使溶解，作为供试品溶液。另取铁皮石斛对照药材 1 g，同法制成对照药材溶液。照薄层色谱法试验，吸取上述两种溶液各 2 ～ 5 μl，分别点于同一聚酰胺薄膜上，使成条状，以乙醇—丁酮—乙酰丙酮—水（15：15：5：85）为展开剂，展开，取出，烘干，喷以三氯化铝试液，在 105 ℃烘约 3 分钟，置紫外光灯（365 nm）下检视。供试品色谱中，在与对照药材色谱相应的位置上，显相同颜色的荧光斑点。

5 采收

5.1 采收期

铁皮石斛每年 12 月至次年 3 月为最佳采收期。

5.2 成熟期

铁皮石斛茎封顶 3 个月后转化为白条即为成熟。

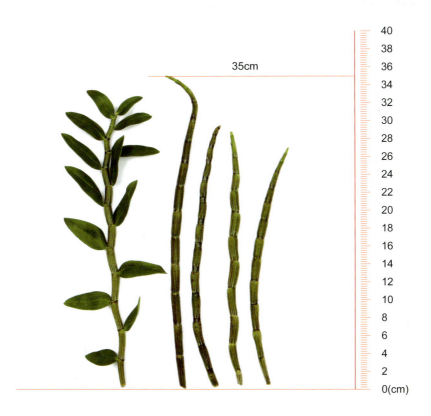

35cm

5.3 注意事项

采收前 3 个月停止使用任何农药和化肥。

6 理化指标

6.1 水分

水分含量≤ 85％。

6.2 多糖

多糖含量≥ 25.0％，烘干后测定干品中的含量，铁皮石斛中含有的甘露糖与葡萄糖的峰面积比应为 2.4 ～ 8.0；含有的多糖以无水葡萄糖 $(C_6H_{12}O_6)$ 计，不得少于 25％，含甘露糖应为 13％～ 38％。

6.3 总灰分

不得超过干品的 6％。

6.4 浸出物含量

照醇溶性浸出物含量测定法中的热浸法测定，用乙醇作溶剂，不得低于 6.5％。

7 重金属残留指标

汞（以 Hg 计）	≤ 0.05mg/kg
砷（以 As 计）	≤ 0.5mg/kg
铅（以 Pb 计）	≤ 0.2mg/kg
镉（以 Cd 计）	≤ 0.2mg/kg
铜（以 Cu 计）	≤ 5.0mg/kg

8 农药残留指标

六六六	≤ 0.1mg/kg
滴滴涕	≤ 0.1mg/kg
五氯硝基苯（PCNB）	≤ 0.1mg/kg
辛硫磷	≤ 0.05mg/kg
敌百虫	≤ 0.1mg/kg

9 检测方法

9.1 感官标准及外观检测

感官标准及外观检测，采用目测、鼻闻、口嚼的方法进行。长度及直径等检测，用游标卡尺及软尺进行。

9.2 粗多糖的检测

粗多糖的检测按照《保健食品化学及其检测技术》及《保健食品有效成分的检测》的苯酚－蒽醌法测定。

9.3 水分测定

按照《中华人民共和国药典》（2010 年版一部）附录ⅨH 烘干法进行。

9.4 重金属的测定

砷按照 GB/T 5009.11 食品中总砷及无机砷的测定方法执行。

铅按照 GB/T 5009.12 食品中铅的测定方法执行。

铜按照 GB/T 5009.13 食品中铜的测定方法执行。

镉按照 GB/T 5009.15 食品中镉的测定方法执行。

汞按照 GB/T 5009.17 食品中总汞及有机汞的测定方法执行。

铬按照 GB/T 5009.123 食品中铬的测定方法执行。

9.5 农药残留量的测定

六六六、滴滴涕、五氯硝基苯（PCNB）的测定按照《中华人民共和国药典》（2010 年版一部）中ⅨQ 中有机氯农药的测定方法执行。

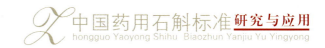

有机磷按照 GB/T 5009.20 食品中有机磷农药残留量的测定方法执行。

辛硫磷 GB/T 5009.102 植物性食品辛硫磷农药残留量的测定方法执行。

10　检验规则

同一市场单位、同一品种、同一包装（或采收日期）的产品作为一个检验单位。

抽样规则按照《中华人民共和国药典》（2010 年版一部）ⅡA 药材取样方法执行。

11　判定规则

若检测结果符合 4、5、6、7 的各项规定，所检测的产品可判定为合格。

若检测结果不符合 4、5、6、7 的各项规定，所检测的产品可判定为不合格。

12　包装、运输、储存

12.1　包装

本品的包装须将同一批次的产品依据长短、粗细等分别捆成小捆，每捆重量可为 1 kg、2 kg、5 kg 等；然后使用清洁的、未受过任何污染的、能够透气的新编织袋进行包装。

需要长途运输的，还应使用透气的竹筐（箱）、木条箱，或有空孔透气的无毒无害的聚乙烯等材料制成的箱子做外包装。

12.2　运输

本品的运输按照食品运输条件执行，严禁与有毒有害、有腐蚀、有气味、有污染、已变质的物品一起运输，并注意防水。

12.3　储存

本品在常温条件下不能够长期储存。一般储存期不应超过 30 天，在有温度和空气调节器的冷藏库里，储存温度为 5 ～ 10 ℃，储存时间不能够超过 6 个月。

13　档案资料的记录和管理

本品的各项标准，应该建立检验方面的详细记录，每项记录有技术人员作为记录责任人。检验和记录资料应该进行存档。档案保存期应在 3 年以上。

主要参与研究和起草人员：

| 杨明志 | 张 明 | 黄世金 | 袁玉美 | 任国敏 | 白燕冰 | 赖桂勇 | 郑 鑫 | 王 坚 | 张丽芬 | 马式禹 |
| 余亚林 | 王见红 | 罗太进 |

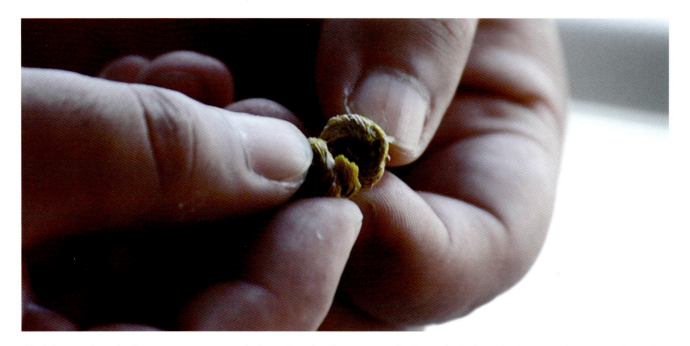

使溶解，用石油醚（60～90 ℃）洗涤 2 次，每次 20 ml，弃去石油醚液，水液用乙酸乙酯洗涤 2 次，每次 20 ml，弃去洗液，用水饱和的正丁醇振摇提取 2 次，每次 20 ml，合并正丁醇液，蒸干，残渣加甲醇 1 ml 使溶解，作为供试品溶液。另取铁皮石斛对照药材 1 g，同法制成对照药材溶液。照薄层色谱法〔《中华人民共和国药典》（2010 年版一部）附录Ⅵ B〕试验，吸取上述两种溶液 2～5 μl，分别点于同一聚酰胺薄膜上，使成条状，以乙醇—丁酮—乙酰丙酮—水（15∶15∶5∶85）为展开剂，展开，取出，烘干，喷以三氯化铝试液，在 105 ℃烘约 3 分钟，置紫外光灯（365 nm）下检视。供试品色谱中，在与对照药材色谱相应的位置上，显相同颜色的荧光斑点。

4.1.5 检查

甘露糖与葡萄糖峰面积比 取葡萄糖对照品适量，精密称定，加水制成每 1 ml 含 50 μg 的溶液，作为对照品溶液。精密吸取 0.4 ml，按〔含量测定〕甘露糖项下方法依法测定，供试品色谱中，甘露糖与葡萄糖的峰面积比应为 2.4～8.0。

水　分 不得过 12.0%〔《中华人民共和国药典》（2010 年版一部）附录Ⅸ H 第一法〕。

总灰分 不得过 6.0%〔《中华人民共和国药典》（2010 年版一部）附录Ⅸ K〕。

4.1.6 含量测定

4.1.6.1 多糖：取无水葡萄糖对照品适量，精密称定，加水制成每 1 ml 含 90 μg 的溶液，即得。

4.1.6.2 标准曲线的制备：精密量取对照品溶液 0.2 ml，0.4 ml，0.6 ml，0.8 ml，1.0 ml 分别置 10 ml 具塞试管中，各加水补至 1.0 ml，精密加入 5% 苯酚溶液 1 ml（临用配制），摇匀，再精密加硫酸 5 ml，摇匀，置沸水浴中加热 20 分钟，取出，置冰浴中冷却 5 分钟，以相应的试剂为空白。

照紫外—可见分光光度法〔《中华人民共和国药典》（2010 年版一部）附录 V A〕，在 488 nm 的波长处测定吸光度，以吸光度为纵坐标，浓度为横坐标，绘制标准曲线。

4.1.6.3　供试品溶液的制备：取本品粉末（过三号筛）约 0.3 g，精密称定，加水 200 ml，加热回流 2 小时，放冷，转移至 250 ml 量瓶中，用少量水分次洗涤容器，洗脱并入同一量瓶中，加水至刻度，摇匀，滤过，精密量取续滤液 2 ml，置 15 ml 离心管中，精密加入无水乙醇 10 ml，摇匀，冷藏 1 小时，取出，离心（转速为每分钟 4 000 转）20 分钟，弃去上清液（必要时滤过），沉淀加 80％乙醇洗涤 2 次，每次 8 ml，离心，弃去上清液，沉淀加热水溶解，转移至 25 ml 量瓶中，放冷，加水至刻度，摇匀，即得。

4.1.6.4　测定法：精密量取供试品溶液 1 ml 置 10 ml 具塞试管中，照标准曲线的制备项下的方法，自"精密加入 5％苯酚溶液 1 ml"起，依法测定吸光度，从标准曲线上读出供试品溶液中含无水葡萄糖的量，计算，即得。

本品按干燥品计算，含铁皮石斛多糖以无水葡萄糖（$C_6H_{12}O_6$）计，不得少于 25.0％。

4.1.6.5　甘露糖：照高效液相色谱法〔《中华人民共和国药典》（2010 年版一部）附录 VI D〕测定。

4.1.6.6　色谱条件与系统适用性试验：以十八烷基硅烷键合硅胶为填充剂；以乙腈 -0.02 mol/L 的乙酸铵溶液（20：80）为流动相；检测波长为 250 nm。理论板数按甘露糖峰计算应不低于 4 000。

4.1.6.7　校正因子测定：取盐酸氨基葡萄糖适量，精密称定。加水制成每 1 ml 含 12 mg 的溶液，作为内标溶液。另取甘露糖对照品约 10 mg，精密称定，置 100 ml 量瓶中，精密加入内标溶液 1 ml，加水适量使溶解并稀释至刻度，摇匀吸取 400 µl，加 0.5 mol/L 的 PMP（1—苯基—3—甲基—5—吡唑啉酮）甲醇溶液与 0.3 mol/L 的氢氧化钠溶液各 400 µl，摇匀，70 ℃水浴反应 100 分钟。再加 0.3 mol/L 的盐酸溶液 500 µl，混匀，用三氯甲烷洗涤 3 次，每次 2 ml，弃去三氯甲烷液，水层离心后，取上清液 10 µl，注入液相色谱仪，测定，计算校正因子。

4.1.6.8　测定法：取本品粉末(过三号筛)约 0.12 g，精密称定，置索氏提取器中，加 80％乙醇适量，加热回流提取 4 小时，弃去乙醇液，药渣挥干乙醇，滤纸筒拆开置于烧杯中，加水 100 ml，再精密加入内标溶液 2 ml，煎煮 1 小时并时时搅拌，放冷，加水补至约 100 ml，混匀，离心，吸取上清液 1 ml，置安瓿瓶或顶空瓶中，加 3.0 mol/L 的盐酸溶液 0.5 ml。封口，混匀，110 ℃水解 1 小时，放冷，用 3.0 mol/L 的氢氧化钠溶液调节 pH 值至中性，吸取 400 µl，照校正因子测定方法，自"0.5 mol/L 的 PMP 甲醇溶液"起，依法操作，取上清液 10 µl，注入液相色谱仪，测定，即得。

本品按干燥品计算，含甘露糖（$C_6H_{12}O_6$）应为 13.0％～38.0％。

4.1.7　性味与归经

甘，微寒。归胃、肾经。

4.1.8　功能与主治

益胃生津，滋阴清热。用于热病津伤，口干烦渴，胃阴不足，食少干呕，病后虚热不退，阴虚火旺，骨蒸劳热，目暗不明，筋骨痿软。

4.1.9 用法用量

6 ～ 12 g，先煎。

4.1.10 贮藏

置通风干燥处，防潮。

4.2 霍斗商品等级标准

4.2.1 来源

本品为兰科植物霍山石斛 *Dendrobium huoshanense* C.Z.Teng et S.J.Cheng 干燥茎加工而成。

4.2.2 性状

本品呈螺旋形团状或圆筒形弹簧状，螺旋形团状者具 3 ～ 5 个旋环，长 0.4 ～ 0.8 cm，直径 0.4 ～ 0.6 cm；弹簧状圆筒形者具 2 ～ 6 个旋环，长 0.4 ～ 1 cm，直径 0.3 ～ 0.5 cm；茎直径 0.1 ～ 0.2 cm。表面黄绿色或棕绿色，有细皱纹和膜质叶鞘，一端为根头，较粗，具须根数条（习称"龙头"），另一端为茎尖，细尖（习称"凤尾"）。质硬而脆，易折断，断面平坦，灰绿色至灰白色。气微，味淡，嚼之有黏滞感，无渣。

4.2.3 规格

项 目	等 级	标 准
正名：霍斗 别名：霍山枫斗、霍山石斛、金斛、米斛	特级	螺旋形团状，环绕紧密，颗粒整齐均匀，多数可见 3 ～ 5 个旋环，长 0.4 ～ 0.8 cm，直径 0.3 ～ 0.6 cm，表面黄绿色或棕绿色，一端为根头（习称"龙头"），另一端为茎尖（习称"凤尾"），嚼之有浓厚黏滞感。无渣（图 6-4）
	一级	圆筒形弹簧状，环绕不紧密，具 2 ～ 6 个旋环，长 0.5 ～ 1 cm，直径 0.3 ～ 0.5 cm，表面黄绿色，弹簧状大小不一。龙头凤尾在弹簧两头，嚼之有浓厚黏滞感。无渣（图 6-5）

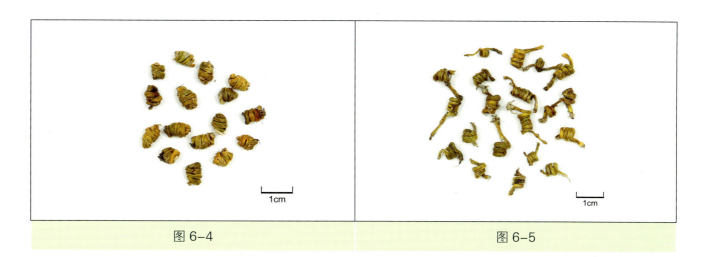

<table>
<tr><td>图 6-4</td><td>图 6-5</td></tr>
</table>

4.2.4　检查

水　分　不得过 12.0%〔《中华人民共和国药典》（2010 年版一部）附录Ⅸ H 第一法〕。

总灰分　不得过 5.0%〔《中华人民共和国药典》（2010 年版一部）附录Ⅸ K〕。

4.2.5　性味与归经

甘，微寒。归胃、肾经。

4.2.6　功能与主治

益胃生津，滋阴清热。用于热病津伤，口干烦渴，胃阴不足，食少干呕，病后虚热不退，阴虚火旺，骨蒸劳热，目暗不明，筋骨痿软。

4.2.7　用法用量

6 ～ 12 g，先煎。

4.2.8　贮藏

置通风干燥处，防潮。

4.3　紫皮石斛枫斗商品等级标准

4.3.1　来源

本品为兰科植物齿瓣石斛 *Dendrobium devonianum* Paxt. 干燥茎加工而成。

4.3.2　性状

本品呈螺旋形团状，环绕紧密或稍松，具 2 ～ 5 个旋环，长 0.5 ～ 1.3 cm，直径 0.5 ～ 0.9 cm；茎直径 0.2 ～ 0.4 cm。表面黄绿色或灰绿色，有的带有紫色，有细纵皱纹，节明显，节上可见残留的膜质叶鞘，多破碎成纤维状；有的一端为根头（"龙头"），残留须根，另一端为茎尖（"凤尾"），形成"龙头凤尾"；有的一端为根头或茎尖，另一端为切面，有的两端均为切面；质坚实，略韧，断面不平坦，略显纤维性。气微，味淡，嚼之有浓厚黏滞感。渣少。用热水浸泡后水溶液常呈淡紫红色。

4.3.3 规格

项 目	等 级	标 准
正名：紫皮枫斗 别名：齿瓣斗 齿瓣石斛枫斗	特级	呈螺旋团状，环绕紧密，颗粒均匀整齐，多数可见 2～3 个旋环，长 0.8～1.2 cm，直径 0.5～0.9 cm。质坚硬，多数一端具"龙头"，另一端为切面，少数两端均为切面，表面略具角质样光泽，质坚实。嚼之有浓厚黏滞感，渣少（图 6-6）
	一级	呈螺旋团状，环绕紧密，颗粒稍不整齐，多数可见 2～4 个旋环，长 0.8～1.3 cm，直径 0.4～0.9 cm，多数两端均为切面，极少数一端具"龙头"，表面略具角质样光泽，质坚实。嚼之有浓厚黏滞感，渣少（图 6-7）
	二级	呈螺旋团状，环绕较松，颗粒不整齐，多数可见 2～5 个旋环，长 0.5～1.0 cm，直径 0.4～1.0 cm，多数两端均为切面。表面略具角质样光泽，质坚实。嚼之有浓厚黏滞感，渣较多（图 6-8）

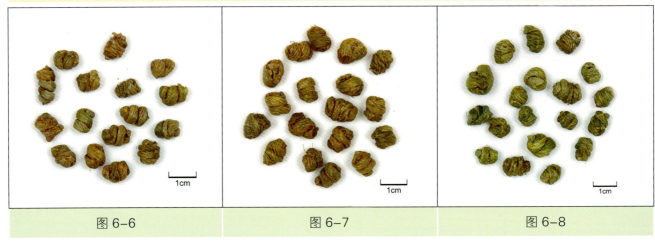

图 6-6	图 6-7	图 6-8

4.3.4 检查

水　分　不得过 12.0%〔《中华人民共和国药典》（2010 年版一部）附录Ⅸ H 第一法〕。

总灰分　不得过 5.0%〔《中华人民共和国药典》（2010 年版一部）附录Ⅸ K〕。

4.3.5 性味与归经

甘，微寒。归胃、肾经。

4.3.6 功能与主治

益胃生津，滋阴清热。用于热病津伤，口干烦渴，胃阴不足，食少干呕，病后虚热不退，阴虚火旺，骨蒸劳热，目暗不明，筋骨痿软。

4.3.7　用法用量

6 ～ 12 g，先煎。

4.3.8　贮藏

置通风干燥处，防潮。

4.4　铜皮斗商品等级标准

4.4.1　来源

本品为兰科植物细茎石斛 *Dendrobium moniliforme* (L.)Sw. 干燥茎加工而成。

4.4.2　性状

本品呈螺旋状或圆筒形弹簧状，螺旋团状者具 3 ～ 7 个旋环，长 0.7 ～ 1.5 cm，直径 0.7 ～ 0.9 cm；弹簧状具 2 ～ 4 个旋环，长 0.3 ～ 0.6 cm。表面黄绿色或棕绿色，一端为根头，较粗，具须根数条（习称"龙头"），另一端为茎尖，细尖（习称"凤尾"）。质硬而脆，易折断，断面平坦，灰白色。气微，味微苦，嚼之少黏滞感，有渣。

4.4.3　规格

项　目	等　级	标　准
正名：铜皮斗 别名：铜皮、细茎石斛枫斗、乌铜皮、黄铜皮	甲上级	螺旋形团状，环绕紧密，颗粒较整齐，多数具 3 ～ 6 个旋环，长 0.9 ～ 1.5 cm，直径 0.7 ～ 1.1 cm，具"龙头凤尾"，易折断，断面白色。嚼之有少数黏滑感（图 6-9）
	甲一级	弹簧状，颗粒整齐，具 2 ～ 4 个旋环，长 0.3 ～ 0.6 cm，直径 0.4 ～ 0.5 cm，表面黄绿色，两端均为切面白色，嚼之有微黏滑感，味微苦，有残渣（图 6-10）
	甲二级	螺旋形团状，颗粒多数具 5 ～ 7 个旋环，长 0.7 ～ 1.5 cm，直径 0.7 ～ 0.9 cm，具"龙头凤尾"；嚼之少量黏滑感，味微苦，渣较多（图 6-11）

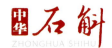

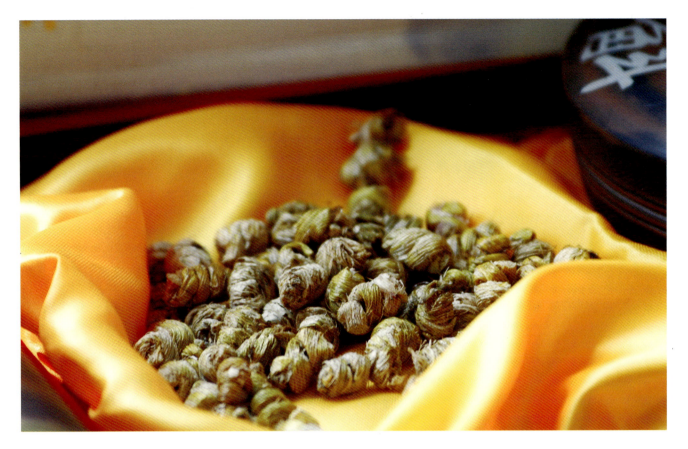

甘，微寒。归胃、肾经。

4.5.6　功能与主治

益胃生津，滋阴清热。用于热病津伤，口干烦渴，胃阴不足，食少干呕，病后虚热不退，阴虚火旺，骨蒸劳热，目暗不明，筋骨痿软。

4.5.7　用法用量

6 ～ 12 g，先煎。

4.5.8　贮藏

置通风干燥处，防潮。

4.6　虫草枫斗商品等级标准

4.6.1　来源

本品为兰科植物翅萼石斛 *Dendrobium cariniferum* Rchb.f.、梳唇石斛 *Dendrobium strongylanthum* Rchb.f.、藏南石斛 *Dendrobium monticola* P.E.Hunt er Summerh. 等的干燥茎加工而成。

4.6.2　性状

本品有的为螺旋形球团状，单条成形。有的呈类球形或鸡蛋形多条螺旋缠绕而成，内部中空，表面暗黄绿色或绿棕色，有细纵皱纹，节明显。单条虫草或多条成形，均有"龙头凤尾"，质轻而韧，茎断面不平坦。气微，味淡，嚼之有浓厚黏滞感，渣少。

4.6.3 规格

项　目	等级	标　准
正名：虫草枫斗 别名：虫草、假虫草	甲上级	螺旋形球团状，环绕紧密，颗粒不整齐，多数具 2～3 个旋环，长 1.3～2.2 cm，直径 1～1.2 cm，多数具"龙头凤尾"，嚼之有浓厚黏滞感，渣少（图 6-16）
	甲级	螺旋形球团状，环绕紧密，颗粒尚整齐，多数具 2～3 个旋环，长 0.8～1.2 cm，直径 0.5～0.8 cm，具"龙头凤尾"，嚼之有黏滞感，渣少（图 6-17）
	大虫草	类球形或鸡蛋形，为多条石斛茎螺旋缠绕而成，内部中空，长 3.5～4.5 cm，直径 3.5～4.0 cm。表面暗黄绿色或绿棕色，有细纵皱纹，节明显，节上残留少量膜质叶鞘；两端均可见数个根头（"龙头"）或茎尖（"凤尾"），拆开后每条茎均有"龙头凤尾"。嚼之有黏滞感，渣少（图 6-18）

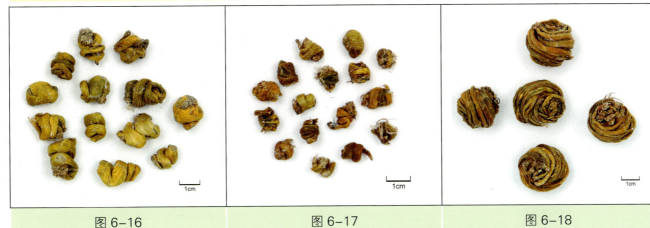

图 6-16	图 6-17	图 6-18

4.6.4 检查

水　分　不得过 12.0%〔《中华人民共和国药典》（2010 年版一部）附录Ⅸ H 第一法〕。

总灰分　不得过 5.0%〔《中华人民共和国药典》（2010 年版一部）附录Ⅸ K〕。

4.6.5 性味与归经

甘，微寒。归胃、肾经。

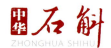

4.6.6 功能与主治

益胃生津，滋阴清热。用于热病津伤，口干烦渴，胃阴不足，食少干呕，病后虚热不退，阴虚火旺，骨蒸劳热，目暗不明，筋骨痿软。

4.6.7 用法用量

6～12 g，先煎。

4.6.8 贮藏

置通风干燥处，防潮。

4.7 水草枫斗商品等级标准

4.7.1 来源

本品为兰科植物兜唇石斛 *Dendrobium aphyllum*(Roxb.)C.E.Fisch.、束花石斛 *Dendrobium chrysanthum* Wall.ex Lindl.、玫瑰石斛 *Dendrobium crepidatum* Lindl.et Paxt. 等的干燥茎加工而成。

4.7.2 性状

本品呈螺旋形团状或弹簧状团粒，环绕较疏松，不甚整齐，具 3～5 个旋环，长 0.8～1.5 cm，直径 0.5～1.0 cm；茎直径 0.2～0.6 cm。表面黄绿色、棕绿色或黄色，有粗纵皱纹，节明显，节上残留破碎成纤维状的叶鞘，有的可见不定根痕；有的一端为根头（"龙头"）或茎尖（"凤尾"），另一端为切面，有的两端均为切面。质坚实而韧，不易折断，断面纤维性。气微，味淡，嚼之有黏滑感，渣较多。

4.7.3 规格

项 目	等级	标 准
正名：水草枫斗 别名：光节、青皮	甲上级	螺旋形团状，环绕稍紧密，颗粒较均匀，多数可见 2～5 个旋环，表面多棕绿色，少数一端具"龙头"，多数两端均为切面，断面略显纤维性，嚼之黏滑感较强，渣较多（图6-19）
	甲一级	弹簧状，环绕疏松，颗粒不整齐，多数可见 2～3 个旋环，表面黄绿色或黄色，多数两端均为切面，有的节上可见不定根痕，断面强纤维性，嚼之黏滑感弱，渣多（图6-20）
	甲二级	弹簧状团粒，环绕疏松，颗粒不整齐，多数可见 2～3 个旋环，表面黄绿色，两端均为切面，断面白色，纤维性，嚼之黏滑感弱，渣极多（图6-21）

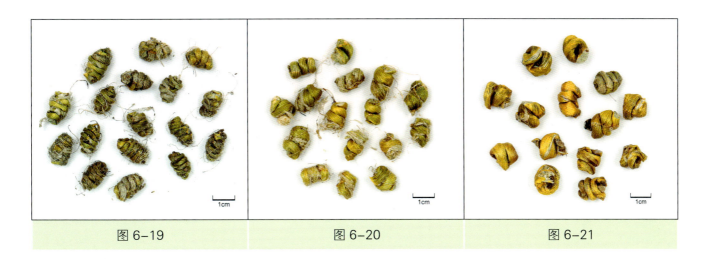

| 图 6-19 | 图 6-20 | 图 6-21 |

4.7.4　检查

水　分　不得过 12.0%〔《中华人民共和国药典》（2010 年版一部）附录Ⅸ H 第一法〕。

总灰分　不得过 5.0%〔《中华人民共和国药典》（2010 年版一部）附录Ⅸ K〕。

4.7.5　性味与归经

甘，微寒。归胃、肾经。

4.7.6　功能与主治

益胃生津，滋阴清热。用于热病津伤，口干烦渴，胃阴不足，食少干呕，病后虚热不退，阴虚火旺，骨蒸劳热，目暗不明，筋骨痿软。

4.7.7　用法用量

6 ～ 12 g，先煎。

4.7.8　贮藏

置通风干燥处，防潮。

4.8　鲜铁皮石斛商品等级标准

4.8.1　来源

本品为兰科植物铁皮石斛 *Dendrobium officinale* Kimura et Migo 的新鲜茎。除去杂质，剪去须根。

4.8.2　形状

本品茎多直立，圆柱形，长短不等，直径为 0.2 ～ 0.8 cm。表面黄绿色，光滑或有纵纹。节明显，节上有膜质叶鞘，有的茎上有叶数枚，二列，短圆形披针形，纸质，先端钝，茎肉质多汁，易折断。断面绿色，气微，味淡，嚼之有浓厚黏滞感。

4.8.3 规格

项 目	等 级	标 准
正名：鲜铁皮石斛 别名：黑节草	一级	茎呈圆柱形，肉质多汁，无杂质，无腐烂（图6-22、6-23）

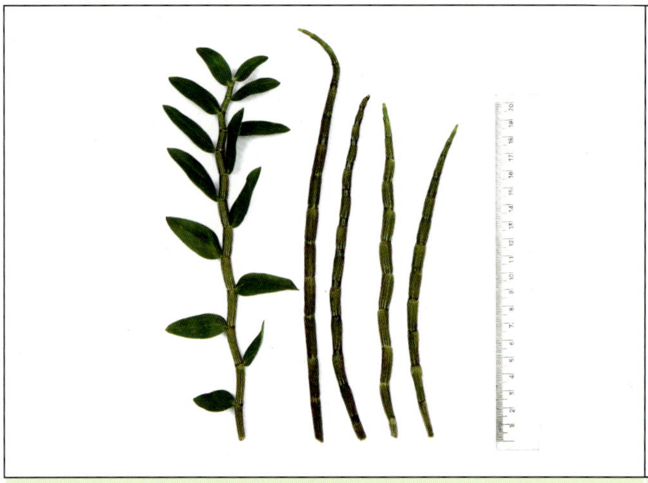

图 6-22

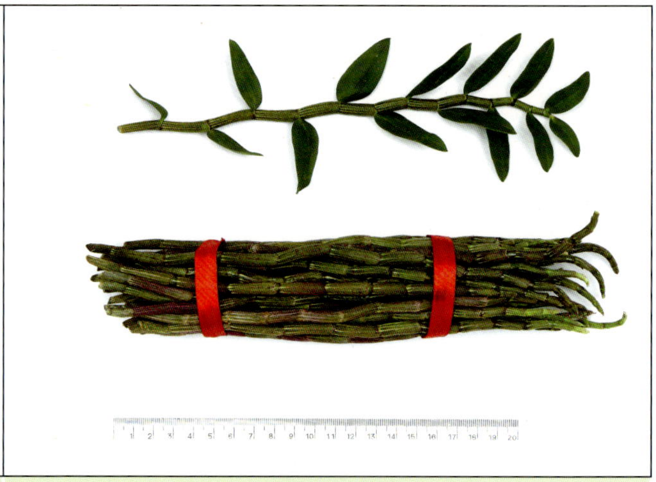

图 6-23

4.8.4 鉴别

4.8.4.1 本品横切面：表皮细胞1列，扁平，外壁及侧壁稍增厚、微木化，外被黄色角质层，有的外层可见无色的薄壁细胞组成的叶鞘层。基本薄壁组织细胞多角形，大小相似，期间散在多数维管束，略排成4～5圈有壁孔，维管束外韧型，外围排列有厚壁的纤维束，有的外侧小型薄壁细胞中含有硅质块。含草酸钙针晶束的黏液细胞多见于近表皮处。

4.8.4.2 取本品干燥粉末1 g，加甲醇50 ml，超声处理30分钟，滤过，滤液蒸干，残渣加水15 ml 使溶解，用石油醚（60～90 ℃）洗涤2次，每次20 ml，弃去石油醚液，水液用乙酸乙酯洗涤2次，每次20 ml，弃去洗液，用水饱和的正丁醇振摇提取2次，每次20 ml，合并正丁醇液，蒸干，残渣加甲醇1 ml 使溶解，作为供试品溶液。另取平铁皮石斛对照药材1 g，同法制成对照药材溶液。照薄层色谱法〔《中华人民共和国药典》（2010年版一部）附录Ⅵ B〕试验，吸取上述两种溶液各2～5 μl，分别点于同一聚酰胺薄膜上，使成条状，以乙醇—丁酮—乙酰丙酮—水（15：15：5：85）为展开剂。展开，取出，烘干，喷以三氯化铝试液，在105 ℃烘约3分钟，置紫外光灯（365 nm）下检视。供试品色谱中，在与对照药材色谱相应的位置上显相同颜色的荧光斑点。

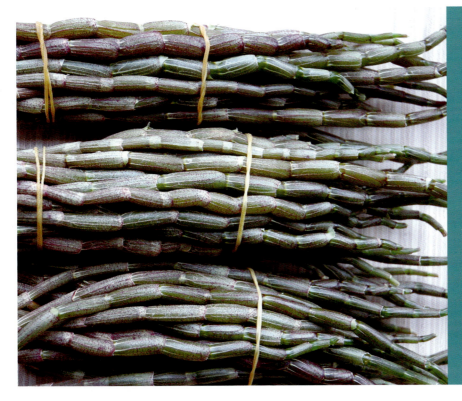

致谢：

　　枫斗标准的研究，得到了浙江民康天然植物制品有限公司、浙江寿仙谷药业有限公司、雁吹雪铁皮石斛公司、云南龙陵县石斛协会、安徽霍山石斛协会、六安圣农生物科技股份有限公司、安徽金寨大别山林艺植物科技开发公司等单位的支持，他们参与了本课题的筹划，并提供了多种枫斗样品，在这里谨向他们表示谢意。

4.8.5　性味与归经

甘，微寒。归胃、肾经。

4.8.6　功能与主治

益胃生津，滋阴清热。用于热病津伤，口干烦渴，胃阴不足，食少干呕，病后虚热不退，阴虚火旺，骨蒸劳热，目暗不明，筋骨痿软。

4.8.7　用法用量

15 ～ 30 g。

4.8.8　贮藏

置阴冷潮湿处。防冻。

主要参与研究和起草人员：

杨明志	顺庆生	张治国	杨柏云	刘仁林	吴洪磊	叶其斌	高爱群	刘家保	俞鸿翔	李立雷
余定康	朱旭升	朱 平	金良标	李泽成	金玉和	李明焱	刘 楠	徐 靖	张 征	郑 宇
张浩然	王 春	桌建胜	童江峰	王杰义	吴呈勇	罗金才	虞伟康	吴文彪		

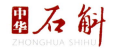

第七部分　质量安全要求

1　范围

本部分规定了绿色食品石斛的质量安全要求、检测方法、检验规则和标志、包装、贮运等。

本部分适用于石斛的鲜品和干品。

2　规范性引用文件

下列文件中的条款通过本部分的引用而成为本标准的条款。凡是注日期的引用文件，其随后所有的修改单（不包括勘误的内容）或修订版均不适用于本标准，但鼓励根据本部分达成协议的各方研究是否可使用这些文件的最新版本。凡是不注日期的引用文件，其最新版本适用于本部分。

GB/T 5009.11　　食品中总砷及无机砷的测定

GB/T 5009.12　　食品中铅的测定

GB/T 5009.13　　食品中铜的测定

GB/T 5009.15　　食品中镉的测定

GB/T 5009.17　　食品中总汞及有机汞的测定

GB/T 5009.20　　食品中有机磷农药残留量的测定

GB/T 5009.102　　植物性食品中辛硫磷农药残留量的测定

SN 0339-1995　　出口茶叶中黄曲霉毒素 B_1 检验方法

《中华人民共和国药典》（2010 年版一部）

3　术语和定义

下列术语和定义适用于《中国药用石斛标准》。

3.1　石斛特性

应符合《中国植物志》收载的兰科植物相关石斛的植物特征。

3.2　石斛枫斗

石斛采收后，除去部分须根、杂质，用炭火烘焙，经软化、反复搓揉，呈螺旋状的加工品。

4 质量安全要求

4.1 感官指标

感官指标应符合表7-1、表7-2的要求。

表7-1 铁皮石斛感官指标

项目	铁皮石斛鲜品	铁皮枫斗
色泽	表面黄绿色，纵纹色浅。花黄绿色	黄绿色
气味	略具青草香气，味淡或微甜，嚼之初有黏滑感，继有浓厚黏滞感	略具青草香气，味淡，后微甜，嚼之初有黏滑感，继有浓厚黏滞感
外观形态	圆柱形，横断面圆形，节间微胖；节明显，节间1.3～1.7 cm，不分枝，茎粗2～6 mm，叶二列，互生，矩圆状披针形，基部下延为抱茎的鞘，边缘和中肋常带淡紫色，叶鞘常具紫斑，老时其上缘与茎松离而张开，并且留下1个环状铁青的间隙。总状花序常从叶的老茎上部发出，具花2～3朵；萼片和花瓣黄绿色，长圆状披针形，长约1.8 cm，宽4～5 mm	呈螺旋形或弹簧状，一般为2～4个旋环，茎拉直后长3.5～8 cm，直径0.2～0.3 cm，表面有细纵皱纹，质坚实，易折断，断面平坦。有的一端可见茎基部留下的短须根（习称龙头），茎末梢较细（习称凤尾）

表7-2 齿瓣石斛（紫皮）感官指标

项目	齿瓣石斛鲜品	齿瓣石斛枫斗
色泽	表面黄绿色带紫斑点或条纹，老熟时叶鞘呈银灰色，有的间有褐色斑，节间裸露部分呈紫色	未抛光时呈银灰色，抛光后呈淡黄色或暗红色
气味	略具青草香气，味淡或微甜，嚼之初有黏滑感，继有浓厚黏滞感	略具青草香气，味淡，后微甜，嚼之初有黏滑感，继有浓厚黏滞感
外观形态	有叶鞘，茎悬垂，纺锤形，细长，节间膨出	呈螺旋形，一般为2～4个旋环，茎拉直后长5～8 cm，直径0.2～0.3 cm，表面有细纵皱纹，质坚实，易折断，断面平坦。有的一端可见茎基部留下的短须根（习称龙头），茎末梢较细（习称凤尾）

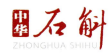

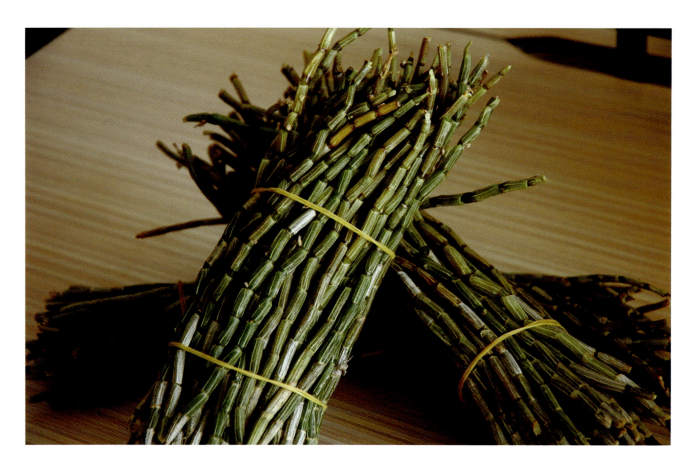

4.2 理化指标

理化指标应符合表 7-3、表 7-4 的要求。

表 7-3 铁皮石斛理化指标

项目	铁皮石斛鲜品	铁皮枫斗
水分，% ≤	85	12
粗多糖（以葡萄糖计），% ≥	25(烘干后)	25

表 7-4 齿瓣石斛（紫皮）理化指标

项 目	齿瓣石斛鲜品	齿瓣石斛枫斗
水分，% ≤	85	11
粗多糖（以葡萄糖计），% ≥	10（烘干后）	10

4.3 重金属及其他有害物质指标

重金属及其他有害物质指标应符合表 7-5 的要求。

表 7-5 重金属及其他有害物质指标

项　　目	齿瓣石斛鲜品	齿瓣石斛枫斗
汞（以 Hg 计），mg/kg ≤	0.05	0.2
砷（以 As 计），mg/kg ≤	0.5	2.0
铅（以 Pb 计），mg/kg ≤	0.2	3.0
镉（以 Cd 计），mg/kg ≤	0.2	–
铜（以 Cu 计），mg/kg ≤	5.0	20
黄曲霉毒素 B_1 μg/kg ≤	2.0	5.0
大肠菌群，个 /100 g ≤	400	400

4.4 农药残留指标

农药残留指标应符合表 7-6 的要求。

表 7-6 农药残留指标

项　　目		指　　标
六六六，mg/kg	≤	0.1
DDT，mg/kg	≤	0.1
五氯硝基苯 (PCNB)，mg/kg	≤	0.1
辛硫磷，mg/kg	≤	0.05
敌百虫，mg/kg	≤	0.1
根据《中华人民共和国农药管理条例》，剧毒和高毒农药不得在中药材生产中使用。		

5 净含量

净含量允许偏差符合国家质量监督检验检疫总局 75 号令《定量包装商品计量监督管理办法》的规定。

6 检测方法

6.1 感官指标测定

采用目测、鼻嗅、口嚼方法进行。

6.2 长度、直径

长度用分度值 1 mm 的直尺测量，直径用游标卡尺测量。

6.3 粗多糖测定

粗多糖按照《中华人民共和国药典》（2010 年版一部）本部分附录 A 中规定的方法测定。

6.4 水分测定

按《中华人民共和国药典》（2010 年版一部）附录Ⅸ H 第一法（烘干法）。

6.5 重金属及其他有害物质指标测定

6.5.1 总汞的测定

按 GB/T 5009.17 规定执行。

6.5.2 总砷的测定

按 GB/T 5009.11 规定执行。

6.5.3 铅的测定

按 GB/T 5009.12 规定执行。

6.5.4 镉的测定

按 GB/T 5009.15 规定执行。

6.5.5 铜的测定

按 GB/T 5009.13 规定执行。

6.5.6 黄曲霉毒素 B_1 的测定

按 SN 0339-1995 出口茶叶中黄曲霉毒素 B1 检验方法。

6.5.7 大肠菌群的测定

按《中华人民共和国药典》（2010 年版一部）附录ⅩⅢ C 微生物限度检查法规定执行。

6.6 农药残留测定

6.6.1 六六六、滴滴涕、五氯硝基苯 (PCNB) 的测定

按《中华人民共和国药典》(2010 年版一部) 附录Ⅸ Q 有机氯类农药残留量测定法。

6.6.2 辛硫磷的测定

按 GB/T 5009.102 规定执行。

6.6.3 敌百虫的测定

按 GB/T 5009.20 规定执行。

7　检验规则

7.1　检验分类

7.1.1　交收检验

每批产品交收前，加工生产单位都要进行交收检验。交收检验内容包括感官、标志和包装。检验合格并附合格证后方可验收。

7.1.2　型式检验

型式检验是对产品进行全面考核，即对本部分规定的全部要求进行检验。有下列情形之一者应进行型式检验：

—— 国家质量监督机构或行业主管部门提出型式检验要求。

—— 因人为或自然因素使生产环境发生较大变化。

7.2　组批规则

同一生产单位、同一品种、同一包装（或采收）日期的产品作为一个检验批次。

7.3　抽样方法

根据《中华人民共和国药典》（2010年版一部）附录ⅡA药材取样法执行。

7.4　判定规则

若各检测项目的结果均符合本标准表7-1、表7-2、表7-3、表7-4的指标要求，则判定该批产品为合格品；若检测结果不符合本标准各项指标要求的，允许对不合格项目重新取样复检，复测后仍有不合格项，则判定该批产品为不合格品。

8　标志、包装、贮运

8.1　标志

产品包装的标签标志应标明产品名称、规格、产地、净含量、采摘日期（或包装日期）、生产日期、保质期、生产单位、生产地址、产品标准号，并附有质量合格的标志。

8.2　包装

采用的包装材料应符合食品卫生包装材料要求。

8.3　贮运

产品的运输、贮藏应选择清洁、卫生、无污染的运输工具和场所，运输过程应防止雨淋、曝晒。严禁与其他有毒有害物混存混运。

8.4　保质期

符合本部分8.3项的规定时，齿瓣石斛枫斗适宜长期保存，齿瓣石斛鲜品的保质期为6个月。

主要参与研究和起草人员：

杨明志　冯德强　肖　潇　童亚丽　王见红　罗太进

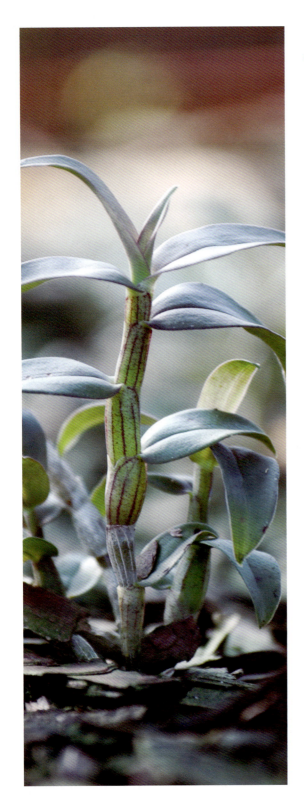

《中国药用石斛标准》起草人员名单

起草人　　杨明志　顺庆生　张　明　冉懋雄　张治国
　　　　　陈立钻　张　川　权　恒　廖　欣　白燕冰
　　　　　金良标　李明焱　张　征　王杰义　朱明旺
　　　　　冯德强　杨宝明　卢绍基

起草单位　四川壹原草生物科技有限公司
　　　　　浙江天皇药业有限公司
　　　　　云南英茂生物农业有限公司
　　　　　云南省德宏热带农业科学研究所
　　　　　德宏恒利达生物科技开发有限公司
　　　　　厦门塔斯曼生物工程有限公司
　　　　　四川先拓生物科技有限公司
　　　　　浙江民康天然植物制品公司
　　　　　金华寿仙谷药业有限公司
　　　　　乐清市雁吹雪铁皮石斛有限公司
　　　　　浙江鼎晟生物科技有限公司
　　　　　芒市石斛产业领导小组办公室

参与人员　叶其斌　刘家保　潘俊宇　刘子建　肖　潇
　　　　　刘宏源　赖桂勇　黄世金　陈文碧　潘大仁
　　　　　黄瑞平　陈菁瑛　杨柏云　刘仁林　虞伟康
　　　　　吴文彪　朱　平　余定康　朱旭升　童亚丽
　　　　　陈　淬　高爱群　江仁辉　王振国　袁玉美
　　　　　任国敏　王　坚　罗太进　王见红　李泽生

致　　谢　李立雷　李泽成　刘　楠　徐　靖　郑　宇
　　　　　李玉和　桌建胜　吴洪磊　周　军　胡勇军
　　　　　朱建平　刘穗金　郑　鑫　张丽芬　马式禹
　　　　　余亚林　俞鸿翔　金玉和　张浩然　王　春
　　　　　童江峰　吴呈勇　罗金才

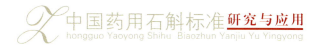

附件一

《中华人民共和国药典》（2010 年版一部）
铁皮石斛质量标准

铁皮石斛
Tiepishihu
DENDROBII OFFICINALIS CAULIS

本品为兰科植物铁皮石斛 *Dendrobium officinale* Kimura et Migo 的干燥茎。11 月至翌年 3 月采收，除去杂质，剪去部分须根，边加热边扭成螺旋形或弹簧状，烘干；或切成段，干燥或低温烘干，前者习称"铁皮枫斗"（耳环石斛）；后者习称"铁皮石斛"。

【性状】

铁皮枫斗 本品呈螺旋形或弹簧状，通常为 2 ～ 6 个旋纹，茎拉直后长 3.5 ～ 8 cm，直径 0.2 ～ 0.4 cm。表面黄绿色或略带金黄色，有细纵皱纹，节明显，节上有时可见残留的灰白色叶鞘；一端可见茎基部留下的短须根。质坚实，易折断，断面平坦，灰白色至灰绿色，略角质状。气微，味淡，嚼之有黏性。

铁皮石斛 本品呈圆柱形的段，长短不等。

【鉴别】

(1) 本品横切面：表皮细胞 1 列，扁平，外壁及侧壁稍增厚、微木化，外被黄色角质层，有的外层可见无色的薄壁细胞组成的叶鞘层。基本薄壁组织细胞多角形，大小相似，其间散在多数维管束，略排成 4 ～ 5 圈，维管束外韧型，外围排列有厚壁的纤维束，有的外侧小型薄壁细胞中含有硅质块。含草酸钙针晶束的黏液细胞多见于近表皮处。

(2) 取本品粉末 1 g，加甲醇 50 ml，超声处理 30 分钟，滤过，滤液蒸干，残渣加水 15 ml 使溶解，用石油醚 (60 ～ 90 ℃) 洗涤 2 次，每次 20 ml，弃去石油醚液，水液用乙酸乙酯洗涤 2 次，每次 20 ml，弃去洗液，用水饱和的正丁醇振摇提取 2 次，每次 20 ml，合并正丁醇液，蒸干，残渣加甲醇 1 ml 使溶解，作为供试品溶液。另取铁皮石斛对照药材 1 g，同法制成对照药材溶液。照薄层色谱法 (附录 VI B) 试验，吸取上述两种溶液各 2 ～ 5 μl，分别点于同一聚酰胺薄膜上，使成条状，以乙醇—丁酮—乙酰丙酮—水 (15：15：5：85) 为展开剂，展开，取出，烘干，喷以三氯化铝试液，在 105 ℃烘约 3 分钟，置紫外光灯 (365 nm) 下检视。供试品色谱中，在与对照药材色谱相应的

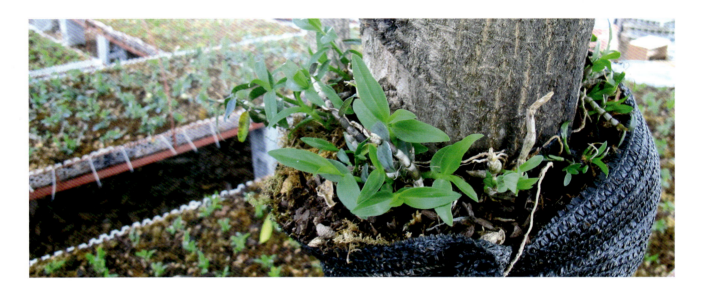

位置上，显相同颜色的荧光斑点。

【检查】

甘露糖与葡萄糖峰面积比　取葡萄糖对照品适量，精密称定，加水制成每 1 ml 含 50 μg 的溶液，作为对照品溶液。精密吸取 0.4 ml，按 [含量测定] 甘露糖项下方法依法测定。供试品色谱中，甘露糖与葡萄糖的峰面积比应为 2.4 ～ 8.0。

水　分　不得过 12.0％（附录Ⅸ H 第一法）。

总灰分　不得过 6.0％（附录Ⅸ K）。

【浸出物】

照醇溶性浸出物测定法（附录Ⅹ A）项下的热浸法测定，用乙醇作溶剂，不得少于 6.5％。

【含量测定】

多　糖　对照品溶液的制备　取无水葡萄糖对照品适量，精密称定，加水制成每 1ml 含 90 μg 的溶液，即得。

标准曲线的制备　精密量取对照品溶液 0.2 ml、0.4 ml、0.6 ml、0.8 ml、1.0 ml，分别置 10 ml 具塞试管中，各加水补至 1.0 ml，精密加入 5％苯酚溶液 1 ml(临用配制)，摇匀，再精密加硫酸 5 ml，摇匀，置沸水浴中加热 20 分钟，取出，置冰浴中冷却 5 分钟，以相应试剂为空白，照紫外—可见分光光度法（附录Ⅴ A），在 488 nm 的波长处测定吸光度，以吸光度为纵坐标，浓度为横坐标，绘制标准曲线。

供试品溶液的制备　取本品粉末（过三号筛）约 0.3 g，精密称定，加水 200 ml，加热回流 2 小时，放冷，转移至 250 ml 量瓶中，用少量水分次洗涤容器，洗液并入同一量瓶中，加水至刻度，摇匀，滤过，精密量取续滤液 2 ml，置 15 ml 离心管中，精密加入无水乙醇 10 ml，摇匀，冷藏 1 小时，取出，离心 (转速为每分钟 4 000 转)20 分钟，弃去上清液 (必要时滤过)，沉淀加 80％乙醇洗涤 2 次，每次 8 ml，离心，弃去上清液，沉淀加热水溶解，转移至 25 ml 量瓶中，放冷，加水至刻度，摇匀，即得。

测定法 精密量取供试品溶液 1 ml，置 10 ml 具塞试管中，照标准曲线制备项下的方法，自"精密加入 5％苯酚溶液 1 ml"起，依法测定吸光度，从标准曲线上读出供试品溶液中无水葡萄糖的量，计算，即得。

本品按干燥品计算，含铁皮石斛多糖以无水葡萄糖 ($C_6H_{12}O_6$) 计，不得少于 25.0％。

甘露糖 照高效液相色谱法 (附录 XI D) 测定。

色谱条件与系统适用性试验 以十八烷基硅烷键合硅胶为填充剂；以乙腈 -0.02 mol/L 的乙酸铵溶液 (20 ∶ 80) 为流动相，检测波长为 250 nm。理论板数按甘露糖峰计算应不低于 4 000。

校正因子测定 取盐酸氨基葡萄糖适量，精密称定，加水制成每 1 ml 含 12 mg 的溶液，作为内标溶液。另取甘露糖对照品约 10 mg，精密称定，置 100 ml 量瓶中，精密加入内标溶液 1 ml，加水适量使溶解并稀释至刻度，摇匀，吸取 400 µl，加 0.5 mol/L 的 PMP(1—苯基—3—甲基—5—吡唑啉酮)甲醇溶液与 0.3 mol/L 的氢氧化钠溶液各 400 µl，混匀，70 ℃水浴反应 100 分钟。再加 0.3 mol/L 的盐酸溶液 500 µl，混匀，用三氯甲烷洗涤 3 次，每次 2 ml，弃去三氯甲烷液，水层离心后，取上清液 10 µl，注入液相色谱仪，测定，计算校正因子。

测定法 取本品粉末 (过三号筛) 约 0.12 g，精密称定，置索氏提取器中，加 80％乙醇适量，加热回流提取 4 小时，弃去乙醇液，药渣挥干乙醇，滤纸筒拆开置于烧杯中，加水 100 ml，再精密加入内标溶液 2 ml，煎煮 1 小时并时时搅拌，放冷，加水补至约 100 ml，混匀，离心，吸取上清液 1 ml，置安瓿瓶或顶空瓶中，加 3.0 mol/L 的盐酸溶液 0.5 ml，封口，混匀，110 ℃水解 1 小时，放冷，用 3.0 mol/L 的氢氧化钠溶液调节 pH 值至中性，吸取 400 µl，照校正因子测定方法，自"加 0.5 mol/L 的 PMP 甲醇溶液"起，依法操作，取上清液 10 µl，注入液相色谱仪，测定，即得。

本品按干燥品计算，含甘露糖 ($C_6H_{12}O_6$) 应为 13.0％～ 38.0％。

【性味与归经】

甘，微寒。归胃、肾经。

【功能与主治】

益胃生津，滋阴清热。用于热病津伤，口干烦渴，胃阴不足，食少干呕，病后虚热不退，阴虚火旺，骨蒸劳热，目暗不明，筋骨痿软。

【用法与用量】

6 ～ 12 g。

【贮藏】

置通风干燥处，防潮。

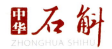

附件二

齿瓣石斛（紫皮）中粗多糖的测定方法

1　原理

　　齿瓣石斛含有的可溶性糖主要是指能溶于水及乙醇的单糖和寡聚糖。苯酚法测定可溶性糖的原理是：糖在浓硫酸作用下，脱水生成的糠醛或羟甲基糠醛能与苯酚缩合成一种橙红色化合物，在 10～100 mg 范围内其颜色深浅与糖的含量成正比，且在 485 nm 波长下有最大吸收峰，故可用比色法在此波长下测定。苯酚法可用于甲基化的糖、戊糖和多聚糖的测定，方法简单、灵敏度高，实验时基本不受蛋白质存在的影响，并且产生的颜色稳定 160 分钟以上。

2　试剂

2.1　90％苯酚溶液

　　称取 90 g 苯酚（AR），加蒸馏水 10 ml 溶解，在室温下可保存数月。

2.2　9％苯酚溶液

　　取 3 ml 90％苯酚溶液，加蒸馏水至 30 ml，现配现用。

2.3　浓硫酸

　　相对密度（比重）1.84。

2.4　1％蔗糖标准液

　　将分析纯蔗糖在 80 ℃下烘至恒重，精确称取 1.000 g。加少量水溶解，移入 100 ml 容量瓶中，加入 0.5 ml 浓硫酸，用蒸馏水定容至刻度。

2.5　100 µg/L 蔗糖标准液

　　精确吸取 1％蔗糖标准液 1 ml 加入 100 ml 容量瓶中，加蒸馏水定容。

3　仪器

　　分光光度计、电炉、铝锅、20 ml 刻度试管、刻度吸管、记号笔、吸水纸适量。

4　操作方法

4.1　标准曲线制作

　　取 20 ml 刻度试管 11 支，从 0～10 分别编号，按附表加入溶液和水，然后按顺序向试管内加入 1 ml 9％苯酚溶液，摇匀，再从管液正面以 5～20 秒钟，加入 5 ml 浓硫酸，摇匀。比色液总体积为 8 ml，在恒温下放置 30 分钟。显色。然后以空白为参比，在 485 nm 波长下比色测定，以糖含量为横坐标，光密度为纵坐标，绘制标准曲线，求出标准直线方程。苯酚法测可溶性糖绘制标准曲线的试剂量见附表。

附表　苯酚法测可溶性糖绘制标准曲线的试剂量

试　　剂	管　　号					
	0	1，2	3，4	5，6	7，8	9，10
100 μg/L 蔗糖标准液（ml）	0	0.2	0.4	0.6	0.8	1.0
蒸馏水（ml）	2.0	1.8	1.6	1.4	1.2	1.0
蔗糖量（μg）	0	20	40	60	80	100

4.2　可溶性糖的提取

取齿瓣石斛，擦净表面污物，剪碎混匀，称取 0.10～0.30 g，共 3 份，分别放入 3 支刻度试管中，加入 5～10 ml 蒸馏水，塑料薄膜封口，于沸水中提取 30 分钟（提取 2 次），提取液过滤入 25 ml 容量瓶中，反复冲洗试管及残渣，定容至刻度。

4.3　测定

吸取 0.5 ml 样品液于试管中（重复 2 次），加蒸馏水 1.5 ml，同制作标准曲线的步骤，按顺序分别加入苯酚、浓硫酸溶液，显色并测定光密度。由标准线性方程求出糖的量，按下式计算测试样品中糖含量。

5　计算

按下式计算测试样品的糖含量：

可溶性糖含量（％）＝从标准曲线查得糖的量（μg）× 提取液体积（ml）× 稀释倍数 /[测定用样品液的体积 (ml)× 样品重量 (g)×10^6]×100

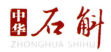

附件三

禁止使用的农药

种　类	农药名称	禁用原因
有机汞杀菌剂	氯化乙基汞（西力生）、醋酸苯汞（赛力散）	剧毒、高残毒
氟制剂	氟化钙、氟化钠、氟乙酸钠、氟铝酸胺、氟硅酸钠	剧毒、高毒、易产生药害
有机磷杀菌剂	稻瘟净、异稻瘟净（异嗅米）	高毒
取代苯类杀菌剂	五氯硝基苯、稻瘟醇（五氯苯甲醇）	致癌、高残毒
有机氯杀虫剂	滴滴涕、六六六、林丹、艾氏剂、狄氏剂	高残毒
有机砷杀虫剂	甲基砷酸锌（稻脚青）、甲基砷酸钙胂（稻宁）、甲基砷酸铁铵（田安）、福美甲砷、福美砷	高残毒
卤代烷类熏蒸杀虫剂	二溴乙烷、环氧乙烷、二溴氯丙烷、溴甲烷	致癌、致畸、高毒
无机砷杀虫剂	砷酸钙、砷酸铅	高毒
有机磷杀虫剂	甲拌磷、乙拌磷、久效磷、甲基对硫磷、甲胺磷、甲基异柳磷、治螟磷、氧化乐果、磷胺、地虫硫磷、灭克磷（益收宝）、水胺硫磷、氯唑磷、硫线磷、杀扑磷、特丁硫磷、克线丹、苯线磷、甲基硫环磷	剧毒、高毒
氨基甲酸酯杀虫剂	涕灭威、克百威、灭多威、丁硫克百威、丙硫克百威	高毒、剧毒或代谢物高毒
二甲基甲脒类杀虫杀螨剂	杀虫脒	慢性毒性、致癌
有机氯杀螨剂	三氯杀螨醇	我国产品中含滴滴涕

注：附件三参照《中华人民共和国农药管理条例》执行。

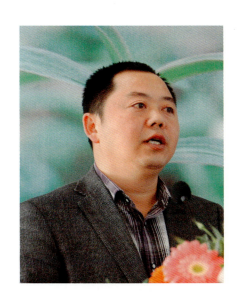

主 编 介 绍

杨明志

1969年出生于四川省江油市战旗镇，《云南经济日报》资深记者、主编，中国乡村经济网创办人，中国石斛产业发展论坛、石斛联盟发起人，中国中药协会石斛专业委员会主任；擅长写作、摄影、营销策划。采写发表文章近百万字，发表摄影作品1 000余幅。作品多次获得云南省各类新闻、摄影奖项；云南省德宏傣族景颇族自治州州委、州政府突出贡献奖获得者。主持制定《中国药用石斛标准》（行标）。主编《中国药用石斛标准研究与应用》《石斛养生》等书籍，撰写发表20多篇关于石斛产业发展指导性文章受到业内人士的关注和好评。

中华石斛丛书编委会

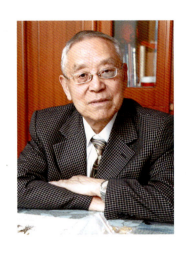

顺庆生

1955年毕业于华东师范大学生物系。曾任上海第一医学院副院长、生药学教研室副主任、药学系副主任，上海医科大学副校长、上海职工医学院院长。上海中医药大学客座教授；享受国务院特殊津贴；石斛联盟专家组成员。长期从事生药学和药用植物学教学和研究工作。承担国家"七五"攻关课题"常用中药材品种整理和质量研究"中的连翘类、缬草类等专题研究，获国家部级两个三等奖。主编《中华人民共和国药典（1995版）彩色图集》、《中国药用石斛图志》、《中药资源学》、《现代临床中药图志》、《老年痴呆克星》、《枫斗》、《霍山石斛》、《中国药用石斛标准研究与应用》等30部著作；发表科研论文百余篇。

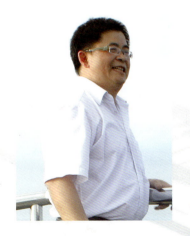

卢绍基

1963年4月出生，福建农林大学毕业，新西兰籍华人，中国中药协会石斛专业委员会副主任，现居住于新西兰奥克兰市。在国内工作期间，曾任种苗科技部门负责人。1990～1994年留学新西兰皇冠语言学院、奥克兰大学，并移民海外。毕业后历任高级农艺师、总经理、园艺协会顾问。1998年回国创立新中（龙岩）园林有限公司，任董事长。2007年与股东合作成立厦门骏晖包装材料有限公司，任副董事长兼总经理，厦门骏晖包装材料有限公司厦门塔斯曼生物工程有限公司董事长兼总经理。多年来，积极参与社会活动，历任新西兰福建商会副会长、新西兰福建农林大学校友会副会长、新西兰中国和平统一促进会副会长、新西兰闽西同乡会会长，龙岩市海交海联会名誉会长、顾问，福建省海交海联会常务理事，厦门海协会顾问。

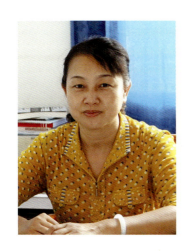

白燕冰

1966年2月出生，高级农艺师，1986年毕业于华南热带作物学院热带作物栽培专业。现任云南省德宏热带农业科学研究所所长。2009年被科技部授予"全国优秀科技特派员"称号。从事橡胶、咖啡、南药等热带经济作物栽培技术研究26年，1999年开始从事石斛种质资源收集、保护和创新利用研究，带领科技团队自主创新，支撑发展，有特色地建立了石斛种子资源保护圃、石斛组培苗繁育中心、石斛与经济作物附生立体栽培示范，编制了石斛种子资源保存、鉴定，石斛组培种苗繁育，有机化栽培等技术规范和标准，发表论文10余篇，获国家发明专利2项、适用新型专利4项、云南省科技成果奖1项、云南省德宏傣族景颇族自治州科技成果奖8项，与企业合作共建科技成果应用和转化平台，取得良好的经济、社会和生态效益。

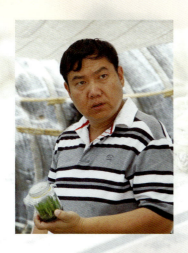

权恒

生于1966年，云南昆明人，德宏恒利达生物科技开发有限公司（中国中药协会石斛专业委员会副会长单位）、昆明恒瞬生物科技有限公司、昆明恒利达园林工程公司董事长，长期在昆明从事园林苗圃种植及相关繁育技术研究，从事园林绿化工程设计、施工；2005年开始发展石斛种植，从事铁皮石斛、齿瓣石斛等大棚种植，仿野生树栽种植研究；参与石斛无性繁殖组培苗技术研究，铁皮石斛软胶囊、石斛养生茶的研究，并取得成功；参与《石斛养生》的编辑、《中国药用石斛标准》起草；参与协办第二、三、四、五届中国石斛产业发展论坛；率先在国内发起开办第一家石斛养生堂，作为全国石斛销售示范店，受到业界好评。

现有年产300万瓶石斛组培苗工厂、200多亩石斛种植基地、昆明石斛养生堂；生产有铁皮石斛软胶囊、石斛养生茶等自主产品。

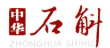

后　记

　　笔者对此书是否有必要正式出版一直有些犹豫，因为现代人已不太喜欢看书，尤其是像这类枯燥的理论性、学术性的书籍；二是过去出书还有不菲的收入，现在出书能够收回成本都不容易，所以一直很纠结。考虑到业界许多同行为制定药用石斛标准付出了较大的努力，大家都在急切的期盼有这份行业标准问世。本书从研究的角度对石斛行业标准进行分析和解读，便于种植户为实现达标作参考。

　　石斛是我国较为复杂的一个中药材品种，全世界有1400余种，我国已知的有76种，还在不断发现未命名的品种。目前被人工种植利用的有10余种。这次制定标准，限于时间紧、缺乏经费、部分品种量小等原因，未能把10余个品种一一做完，是一种遗憾。根据常用和大家关心的品种、种苗方面，我们只针对铁皮石斛、齿瓣石斛的组培瓶苗、驯化苗进行了研究；鲜条环节，我们仅制定了铁皮石斛鲜条标准；种植技术规程方面，也主要针对铁皮石斛的种植技术进行了规范；相对较全面的环节还主要是枫斗方面，经过枫斗课题研讨会后，顺庆生教授根据课题研讨会上意见，起草制订了铁皮枫斗、霍山枫斗、紫皮枫斗、铜皮枫斗、刚节枫斗、虫草枫斗、水草枫斗及铁皮鲜条八种规格24个等级。本套行业标准实际上重点只是针对铁皮石斛做得比较完整，其他品种还有待于今后进行补充完善。

　　本书的出版得到许多专家、教授、业界朋友的大力支持。标准的制订是业界共同努力的结果。为制订该标准，一些企业出资、出力组织研讨会。许多教授、专家、企业负责人不辞辛劳到昆明、杭州、天台等地参与讨论。尽管各地气候、环境、品种都有所不同，最后也都达成了共识。通过标准的制订过程可以看出，石斛界群策群力，是个凝聚人心的行业，大家十分珍惜来之不易的产业发展的良好势头，都想通过制订标准规范行业行为，为社会提供优质的石斛产品，做有良知的健康食品提供者，为此，笔者倍感欣慰。

　　本书的标准非正式发布标准，可作为行业参照和种植户自律使用，也可以作为学术界研究所用。为便于参考，笔者根据标准制订过程中的一些心得，根据11年从事石斛推广和研究的经验，对如何才能实现石斛产业各个环节的达标进行的分析，仅代表个人观点。

　　本书出版后，因其专业性和实用性强，对种植和科研都有一定指导和参照意义，受到石斛界的广泛认可，仅半年时间就全部售完。应出版社和石斛行业人士的要求，对本书进行修订和再版。并根据作者研究的深入，在顺庆生教授、魏刚教授等努力下，对本书内容进行修改和完善。尤其是增加了铁皮石斛指纹图谱研究预告性说明，增加了《从铁皮石斛花精细解剖发现与历史记载的差异》等内容。本书还对部分图片进行了更换，对个别拉丁文名称和名词进行了规范。本书再版还要特别感谢中华人民共和国濒危物种科学委员会办公室孟智斌主任，他对标准的修改提出了许多好的建议。

　　感谢所有支持、关心石斛产业发展的社会各界朋友，感谢石斛界同仁们的努力！

2013 年 8 月于昆明